瑜伽冠军的
美颜瘦身瑜伽

焦开开 编著

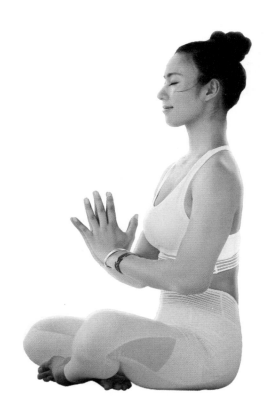

天津出版传媒集团

天津科技翻译出版有限公司

图书在版编目（CIP）数据

瑜伽冠军的美颜瘦身瑜伽 / 焦开开编著 . — 天津 ：
天津科技翻译出版有限公司，2020.9
　ISBN 978-7-5433-3996-5

　Ⅰ . ①瑜… Ⅱ . ①焦… Ⅲ . ①瑜伽－减肥－基本知识
Ⅳ . ① R793.51 ② TS974.14

　中国版本图书馆 CIP 数据核字（2019）第 282119 号

瑜伽冠军的美颜瘦身瑜伽
YUJIA GUANJUN DE MEIYAN SHOUSHEN YUJIA

焦开开　编著

出　　　版：天津科技翻译出版有限公司
出 版 人：刘子媛
地　　　址：天津市南开区白堤路 244 号
邮政编码：300192
电　　　话：（022）87894896
传　　　真：（022）87895650
网　　　址：www.tsttpc.com
印　　　刷：深圳市雅佳图印刷有限公司
发　　　行：全国新华书店
版本记录：711mm×1016mm　16 开本　22 印张　280 千字
　　　　　　2020 年 9 月第 1 版　2020 年 9 月第 1 次印刷
　　　　　　定价：58.00 元

（如发现印装问题，可与出版社调换）

目 录

CONTENTS

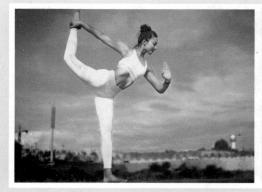

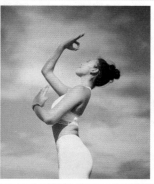

 PART 1 瑜伽入门必修课，变瘦、变美不是梦

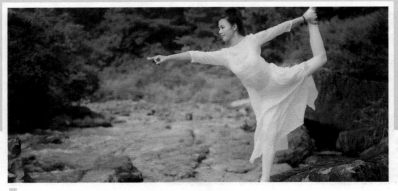

 PART 2 初学者，这样开始练瑜伽

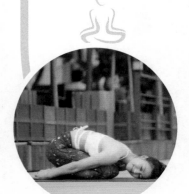

排毒美颜瑜伽，"无毒"才能轻盈美丽

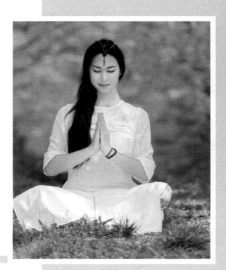

PART 4　瘦身塑形瑜伽，让你从头美到脚

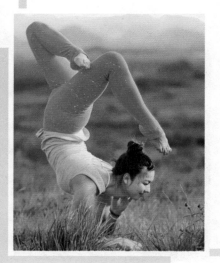

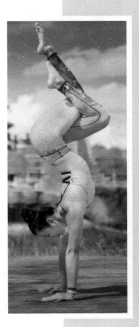

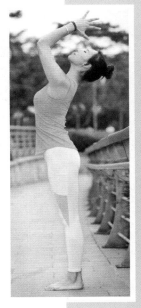

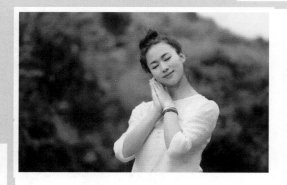

PART 5　瑜伽最懂你，不放过每一个变美时机

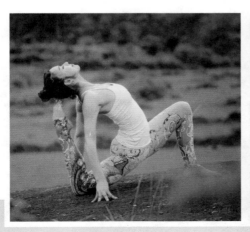
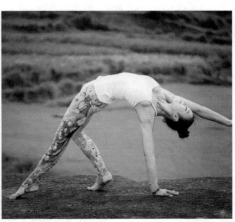

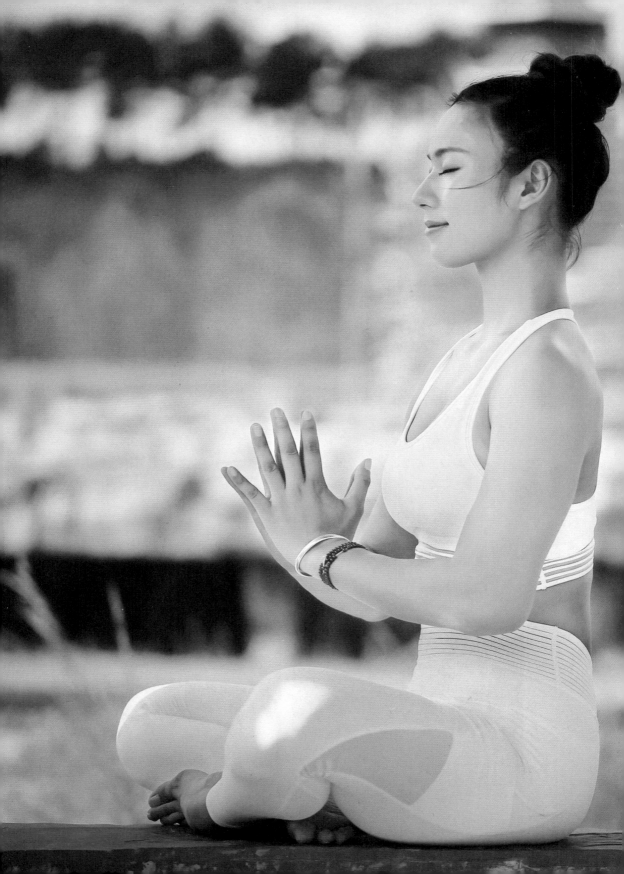

PART 1

瑜伽入门必修课，变瘦、变美不是梦

瑜伽是起源于古印度的哲学，根植于古老的印度河文明，它融合了远古人类智慧的结晶，是东方最古老的强身术之一。作为一种历史悠久且易于掌握的运动方式，它不仅能修炼身心，还有瘦身塑形、排毒养颜的功效，因而受到越来越多人的青睐，练习瑜伽也逐渐成为一种时尚。

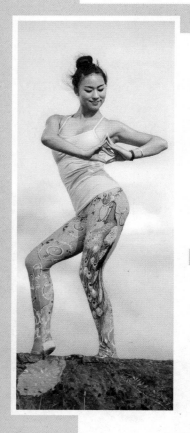

瑜伽，
来自古老东方的
养生智慧

▶ 瑜伽是什么？

瑜伽，最早从古印度梵语"YUG"或"YUJ"而来，意为"结合"，即自我原始动因的一致，提倡人体自身与周围环境的和谐统一，使心灵、肉体和精神结合到最和谐的状态。

瑜伽起源于古印度，距今已有5000多年的历史，被称为"世界的瑰宝"。古印度的瑜伽修行者在大自然中修炼身心时，无意中发现各种动物与植物天然具有治疗、催眠、让人放松或保持清醒的作用，以及让患病的人能不经任何治疗而自然痊愈的神奇功能。于是，古印度瑜伽修行者通过观察、模仿并亲自体验动物的姿势，创立出一系列有益身心的锻炼方法，也就是体位法。

在没有文字记载的远古时代，瑜伽是以言传身教的师徒形式传承下来的。伟大的瑜伽宗师们出于慈爱和怜悯之心，不求回报地把瑜伽的技法和步骤传给世人，使人们能通过修炼瑜伽那永恒不变的智慧，达到健康与快乐的最高层面。

关于瑜伽的记载最早出现在《吠陀经》的印度经文中。大约在公元前300年时，瑜伽之祖钵颠阇利在《瑜伽经》中阐述了使身体健康、精神充实的修炼课程，这门课程被其系统化和规范化，构成当代瑜伽修炼的基础。钵颠阇利提出的哲学原理被公认为通往瑜伽精神境界的里程碑。

瑜伽作为一种综合了生理、心理、精神和哲学以及健身术的悠久的修身养性方式，一直在印度文化中扮演着重要的角色，后来也对其他国家的文化产生了深远的影响。人们通过练习瑜伽帮助自己达到与自然的和谐与统一，通过身体与呼吸的调节、大脑与情绪的控制，获得身体和心灵的健康。

近年来，在世界各地兴起和形成瑜伽的热潮，并非只是一种流行或时髦的健身运动。其实，瑜伽是一种非常古老的能量修炼方法，集哲学、科学和艺术于一身。据说，瑜伽原来有840万种不同的姿势，代表了840万个化身。要想从生死轮回中求得解脱，每个人都必须修炼这些姿势。这些姿势代表着人类从最简单的生物到如今的智人的整个渐变的过程。几个世纪下来，瑜伽信奉者们对这些姿势做了调整，减少了数量，以致现在所知的仅有几百种姿势，且在这些姿势中，只有84种有详细的说明。

瑜伽的体位练习要求配合呼吸的韵律，围绕脊柱伸展身体完成各种姿势。方法上强调"动静结合"，要在练习过程中把人的神、形、气（精神、形体、气息）能动地结合起来，外练筋、骨、皮，内养精、气、神。瑜伽体位练习能使脑细胞的活动得到调整、改善和提高，有利于大脑控制、掌握各脏器的功能，尤其是调整内分泌系统的功能，其瘦身效果明显而持久。当今时代，瑜伽正在向全世界传播，关于它的知识正在成为每个人的财富。练习瑜伽，不仅是一种生活方式，更是一种生活态度……

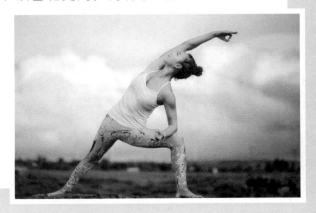

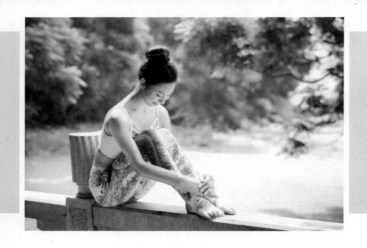

瑜伽体系的分类

01 王瑜伽

王瑜伽又称"八支分法瑜伽"，"王"在梵文中是国王的意思，所以"王瑜伽"的意思就是所有瑜伽中如王者般地位崇高的瑜伽修行方式。王瑜伽分姿势锻炼、调息、冥想等8个步骤，主张对心理活动进行控制和修持，从而实现解脱。智瑜伽侧重智慧，业瑜伽侧重如法的行为，只有王瑜伽注重对内在精神活动和深层思想的控制。因此，它被认作所有瑜伽中最稳妥、最有效和最具有彻底性的一个瑜伽体系。

智瑜伽 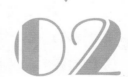 02

智瑜伽，"智"在梵文中为智慧、知识的意思。这种智慧不是普通的智慧，而是指能够觉悟、发现宇宙神秘本质的最高智慧。智瑜伽旨在通过学习关于世界本源的知识，并在这种知识的引导下用各种方法来深入感知大自然最本质的奥秘，探索个体与整体之间短促与永恒的关系，了解自我与原始动因的一致与结合，即印度文化中的"梵我合一"。

瑜伽，经过几千年的发展和演变，加上以口头传授为传统的教授方法，它的博大精深导致在传授过程中的不确定性，因此瑜伽产生了很多分类。但是，不同派系的瑜伽并不是截然对立的，只是在教授的方法、重点和练习上有差异。它们最终的方向和目的是一致的——达到"梵我合一"的境界，让我们更深入地了解宇宙和生命，感恩生活，感悟生命所带来的生生不息的活力。

业瑜伽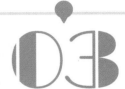

业瑜伽又称"行动瑜伽"，"业"是行为的意思。印度哲学认为,人的行为会引发一种看不见、摸不着的神秘东西，这种东西会按照人的行为的善恶性质，带来相应的结果，称之为"业"。业瑜伽认为，行为是生命的第一表现，它倡导将精力集中于内心世界，通过内心世界的活动，引导更加完善的行为。

哈他瑜伽

哈他瑜伽是所有瑜伽体系中最实用的一个体系，"ha"指太阳，"tha"指月亮，"hatha"代表男与女、日与夜、正与负、阴与阳、冷与热以及其他任何相辅相成的两个对立面的平衡。它认为人类的身体就是一个小宇宙，强调控制身体之道，主旨在于追求美与健康。哈他瑜伽包括一系列的练习，通过身体的姿势、呼吸和放松的技巧，达到训练的目的，这些技巧对于神经系统、各种腺体和内脏都大有益处。

流瑜伽 **05**

　　流瑜伽由阿斯汤加瑜伽发展而来，是哈他瑜伽练习风格中的一种。它的体位基础也来自哈他瑜伽的体位动作。它吸收众多瑜伽流派的不同元素，自成一体，以舞蹈般流畅的动作结合强有力的呼吸来强健身体。它的注重点在力量和柔韧性方面，它能通过呼吸和冥想达到精神的最终释放。练习流瑜伽要求精神集中、动作准确且连贯流畅。

06 热瑜伽

　　热瑜伽是由瑜伽大师Bikram Choudhury在哈他瑜伽的基础上创立的，是指在室温38℃~42℃的条件下，在90分钟内进行的一套共有26种体式的练习方法。其原理是通过高温的环境，提高身体的温度，加速排汗，从而促进血液循环及排出毒素，增强肌肉弹性。

　　由于热瑜伽的26个基本动作是根据人体肌肉、韧带及肌腱的特点科学地安排出牵拉加热的顺序，每一个体位都是为下一个体位做准备，练习中顺序不可以打乱，否则会影响整节课的锻炼效果。

07 力量瑜伽

力量瑜伽又称"动感瑜伽"，很受欧美人的欢迎。力量瑜伽把体位法与深度呼吸法结合在一起，连接有针对性的瑜伽运动，强调力量与柔韧性的有机结合。力量瑜伽的瘦身塑形效果很好，尤其能有效地塑造手臂、腰部和臀部的线条，能让练习者拥有性感的身材，同时还能增强心肺循环功能，促进新陈代谢。

艾扬格瑜伽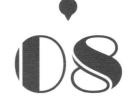

艾扬格瑜伽是以印度瑜伽大师B.K.S艾扬格的名字命名的瑜伽体系，对现今的瑜伽界有着很重要的影响，它以精确的体位调整和使用瑜伽辅助工具而闻名。它注重身体每部分在姿势中精确的位置，并以此作为对能量的控制和进入冥想的手段。其速度较慢，因此适合包括初学者在内的大部分练习者。

在现代社会紧张的生活节奏下，瑜伽作为一种日益流行的健身方法，能够使练习者保持健美的身体，拥有平和的心态和优雅的气质，因而备受人们的欢迎。

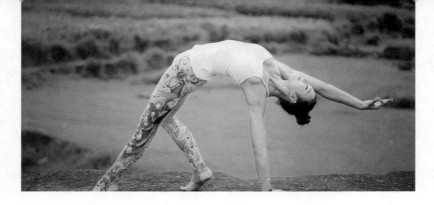

练习瑜伽前的准备工作

▶ 场地的选择

瑜伽是自然的"绿色有氧运动"，最好是选择安静、空气新鲜的地方进行练习。如果有条件，请尽量到大自然中去练习瑜伽。但千万不要在大风、寒冷或有污染的环境中练习，也不要在太阳直射下练习（黎明除外，因为那时阳光柔和，有益于健康）。生活在都市中的我们，受条件所限，往往只能在房间中练习。那么，首先要注意保持空气的流通；其次，确保自己有足够的空间向各个方向伸展四肢，不会碰到任何东西，尤其是有尖角的东西。

瑜伽运动很注重练习者身体的柔韧性，练习时最好穿上专门的瑜伽服。选择富有弹性、手感柔软顺滑的面料，会让你在瑜伽练习时身心更放松。在没有瑜伽服的情况下，要尽量选择舒适、轻柔、宽松、干净的衣服，衣服一定要吸汗、透气，且松紧适度、便于活动。练习时严禁穿紧身的衣服，以免使呼吸和循环系统受到限制。此外，在练习过程中尽量不要佩戴饰物，在不太冷的情况下赤足会达到更好的练习效果。

瑜伽服

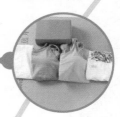

瑜伽垫有很好的稳定性，可以防止练习者在练习时滑倒，还能在练习时保护练习者的关节。瑜伽垫的选择要具有针对性，一般初学者可选用厚一点的，熟练者则可选用薄一点的。

瑜伽垫

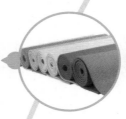

瑜伽球是一种配合瑜伽运动的球类运动工具。利用瑜伽球进行瑜伽练习时可以做很多伸展身体的动作，不但能避免肌肉酸痛，还有按摩的作用。

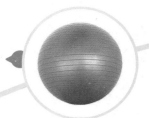

瑜伽球

瑜伽绳

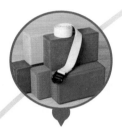

瑜伽绳也是一种辅助练习用品，一般由纯棉纱织造，两头配有塑料扣及金属封头。瑜伽绳有防滑与长度伸缩功能，能帮助你做一些拉筋或延展动作。例如，初学者在做某些体式时完全够不到自己的脚，必须弯曲膝盖才能够到，这时你就可以采用瑜伽绳来辅助练习。在没有瑜伽绳的情况下，也可以用长毛巾来代替。

瑜伽砖

瑜伽砖也是为柔韧性差的练习者提供的一种辅助工具，瑜伽砖可以帮助我们支撑身体，帮助练习者完成练习。例如，在进行三角式练习时，在侧腰下弯幅度不够时，可利用瑜伽砖辅助完成动作练习。如果没有瑜伽砖，也可以用书本来代替。

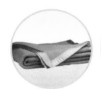

🍂 毛毯、水杯、音乐等

除了以上用具外，进行瑜伽练习时常用到的工具还有毛毯、水杯、音乐等，每个人可以根据自己的需要进行选择。

▶ 需准备的工具

进行瑜伽练习前，你要为自己选择合适的瑜伽服装，了解能够帮助你将动作做到位的瑜伽辅助工具，为自己创造更好的瑜伽锻炼氛围。练习瑜伽前，最好提前准备好瑜伽服、瑜伽垫、瑜伽球、音乐等，它们能帮助你快速进入练习状态，增强练习效果。

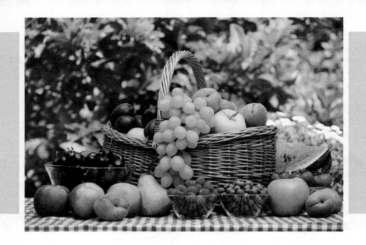

瑜伽饮食观

01 悦性食物

悦性食物食用后极易消化，不易在体内堆积尿酸和毒素，这些食物被认为可以使人身心轻松、纯净，使心灵处于平和与稳定当中。这一类食物包括水果、大部分蔬菜、牛奶及乳类制品、坚果、五谷、豆类食品及适量绿茶。

变性食物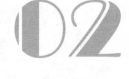

变性食物指味道过于浓烈的食物，过分辣、苦、酸、咸、干的食物都属于变性食物，这类食物虽然也能为机体提供能量，但在提供能量的同时会刺激身心。悦性食物如果添加了味道较重的调味品，也会成为变性食物。如果摄入过多的变性食物，将刺激内分泌和神经系统，使大脑激动起来，这与瑜伽追求的平静、知足状态背道而驰。

惰性食物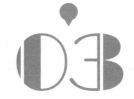

惰性食物包括所有肉类、蛋类、烟酒，各种油炸、烧烤类食物，罐头、冷冻、经过加工或含防腐剂的食品。新鲜食物长期放置之后，如果腐败变质，也就成了惰性食物，这类食物使人嗜睡、昏沉、不安、倦怠而缺乏生命力和开创力，扰乱身心安宁，使人丧失生命能量。

以上分类是比较严格的，分类的理由如下：

经过屠宰后的动物，无论人们怎么处理，都无法彻底去除无数微生物产生的有害毒素。

吃肉过多容易让人体摄入过多的油脂，增加癌症、高血压和心脏病等的患病风险。

瑜伽经典依据食物中所含的悦性力量、变性力量和惰性力量的多寡及人类食用后对身心的影响，把食物分为悦性食物、变性食物和惰性食物。瑜伽修行者认为，为了身体健康、心灵的平静，要多吃悦性食物，少吃变性食物，完全不吃惰性食物。

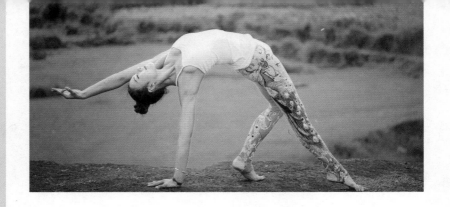

瑜伽与健康

瑜伽作为一种非常古老且安全的运动方式，事实上并不只是一套流行的健身运动这么简单。现代人吸取其有益精华，发现瑜伽的好处不胜枚举。

在练习瑜伽冥想法的过程中，人体会进入全身放松的状态，这样，人的心跳速率和呼吸节奏都会明显减慢，机体的代谢速度随之减慢，大脑与组织器官也随之进入休息状态，耗氧量降到最低水平，脑中枢会感到平静、调和，人的心情也变得宁静、舒适。瑜伽冥想法通过对精神的修炼还能加强个人对自己思想和行为的控制力，提高注意力，增强记忆力，提升心理承受能力，从而让人更加自信与乐观。

改善情绪

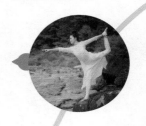

瑜伽体位练习是一种静力运动，它虽然不像跑步、搏击操等运动那样直接消耗大量脂肪，但是练习瑜伽能加速体内血液循环，把脂肪燃烧速度提高20％，从而达到瘦身减肥的功效。这样，练习瑜伽也就不会像高强度的运动那样，损耗人的大量体力，使人产生疲劳甚至虚脱的感觉，反而会让人感到全身微微发热，身心都得到放松，让人越练越想练，也有益于保持瘦身效果。

减肥瘦身

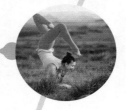

长期练习瑜伽能起到强身健体的作用，增强身体力量和肌体弹性，同时也能够增强抵抗力，从而预防和治疗各种相关疾病，如背痛、肩痛、颈痛、头痛、关节痛、失眠、消化系统紊乱、痛经、脱发等。

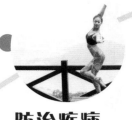

防治疾病

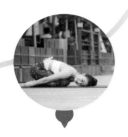

矫正脊柱

瑜伽中的很多体位法，如脊椎扭转式、三角式、鱼式等都是围绕脊椎进行的伸展和扭动练习，通过这些练习，可以有效增加对背部和脊柱神经的血液供应，滋养脊椎神经，加强脊柱的功能。同时，扭转脊柱、刺激脊柱周围的肌肉和穴位，还可有效提高脊柱的柔软性和韧性，强壮骨骼。

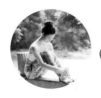

排毒美颜

练习瑜伽呼吸法，可有效调理人体脾、肝、肺、胰脏等的功能，使各个腺体紧密运转，改善内循环和代谢系统，清除体内毒素及杂质，调节改善内分泌，使肌肤更白嫩、细致、有光泽，更显年轻。练习瑜伽体位法，可有效促进全身气血循环，滋养面部皮肤，从而起到改善肤色、紧致肌肤、预防过敏等功效。

消除水肿型肥胖

瑜伽体位法能挤压、按摩内脏，使人体的五脏六腑和谐运作。当肠胃消化功能、肝肾排毒功能都正常时，体内就不会累积毒素和多余的水分，"水肿型肥胖"就与你无缘了。人体的新陈代谢正常了，体内的热量能有效地消耗掉，就不会转化成脂肪、堆积成赘肉了。因此，瑜伽能让你彻底改变易胖体质。

唤醒自己的瑜伽呼吸法

"呼吸是瑜伽的灵魂"。有人说，瑜伽修行者的生命不是以天数、而是以呼吸的次数来计算的。在瑜伽理论中，瑜伽不仅是一种身体行为，还是一个从宇宙中吸取活力的过程。呼吸在瑜伽练习里面至关重要，它被认为是连接内在和外在的桥梁，也是身体和自然之间互通的渠道。瑜伽呼吸提倡的是一种深呼吸，一种比你所理解的深呼吸更慢更深入的呼吸。它可以给大脑带来充足的氧气，促进血液循环，增强身体免疫力，均匀而平缓的呼吸还可以安抚不良情绪。

胸式呼吸

胸式呼吸接近于我们日常的呼吸方法，但程度比日常呼吸更深长和专注。用肺部的中上部参加呼吸，感觉胸部、肋骨在起伏，腹部相对不动。胸式呼吸可以稳定情绪，平衡心态，帮助因为呼吸短促而积压下来的废气排出体外。

1 做法

盘腿坐，脊背挺直，双手置于肋骨处。两鼻孔慢慢吸气，同时双手感觉肋骨向外扩张并向上提升，再缓缓地吐气，体会肋骨下移并向内并拢的感受。

Tips

这种练习非常简单，可随时进行。如果觉得鼻腔吸入气体不顺，可以张开嘴巴帮助呼吸。

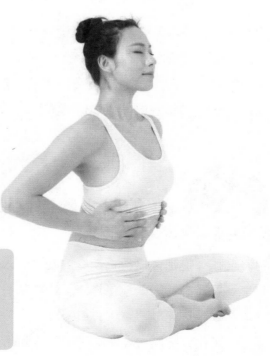

腹式呼吸

腹式呼吸又叫膈呼吸，是用肺部的底部进行呼吸，感觉只有腹部在起伏，胸部相对不动。通过这种方式对吸入气体进行控制，可使膜状肌更为有力，让呼吸的时间和周期变得深长、有规律。一次吸气、呼气和屏气为一个调息周期。做腹式呼吸的同时，腹部肌肉得到伸展，能够增强脏器功能。腹式呼吸还能增加气血循环，消除紧张和不安情绪。

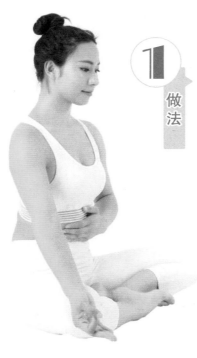

1 做法

盘腿坐，把手放在腹部上，两鼻孔慢慢吸气，放松腹部，感觉空气被吸向腹部，手能感觉到腹部越抬越高，实际上这是膈在下降，将空气压入肺部底层。吐气时，慢慢收缩腹部肌肉，膈上升，将空气排出肺部。

Tips

要经常练习才能体会到腹式呼吸带给我们的好处。初学者用仰卧姿势更容易体会到腹部的收缩和扩张。练习时要尽量拉长呼吸的周期，并且保证呼气、吸气的比例是1:1，中间不能调息（练习3个月瑜伽无调息的呼吸之后才可以进行调息练习）。

完全式呼吸

完全式呼吸是瑜伽调息课和相对应收束法的基础。完全式呼吸中，练习者的整个肺部都参加呼吸运动，腹部、胸部乃至全身都能感受到起伏。完整的完全式呼吸可以将呼吸空气的量增加3倍，让新鲜的氧气供应给血液，让心脏更强劲，缓解内脏压力，调理内分泌失调。

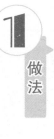

做法 双腿盘坐，手臂放在双膝上。

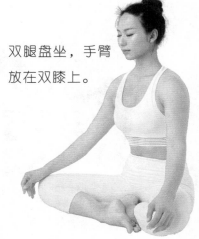

做法 右手放于肋骨上，左手放在腹部上。轻轻吸气，将空气吸入到肺的底部，使腹部隆起。继续吸气，将空气慢慢填满胸腔。

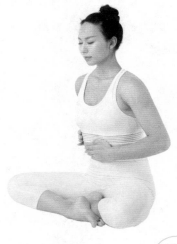

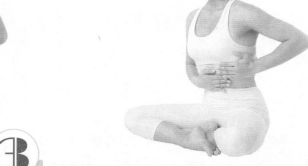

做法 呼气，按相反的顺序，先放松胸部，然后放松腹部，尽量将气吐尽。最后将腹部向内收紧，并温和地收缩肺部。

展臂调息

展臂调息可通过手臂和腹式呼吸的配合来稳定身体和心灵，能够非常有效地调整大量运动后紊乱的神经系统，帮助扩展胸部，使肺部能够顺畅地呼吸，调息练习可以在大量活动之后做。

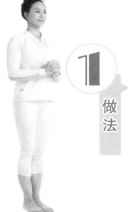

1 做法 采用瑜伽基本站姿，双手交叉，自然握于胸前。

2 做法 吸气，双臂高举过头，伸直，双手交叉，掌心向上，颈部向后仰。

3 做法 呼气，双臂向体侧缓缓打开，手臂与地面保持平行，头回至正中。

4 做法 再次吸气，双臂高举过头顶，双臂平行，掌心相对，反复练习4次。最后一次呼气，将双臂落至体侧，指尖应有微微发热的感觉。

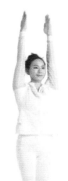

清凉调息

清凉调息是一种用嘴吸气、用鼻子呼气的呼吸方法。当清凉的空气进入体内时，会给整个身体带来清凉感，所以夏天多做，冬天少做。它可放松身体各肌肉群，强化肝脏和脾脏功能，清洁血液，促进生命之气在体内流通。

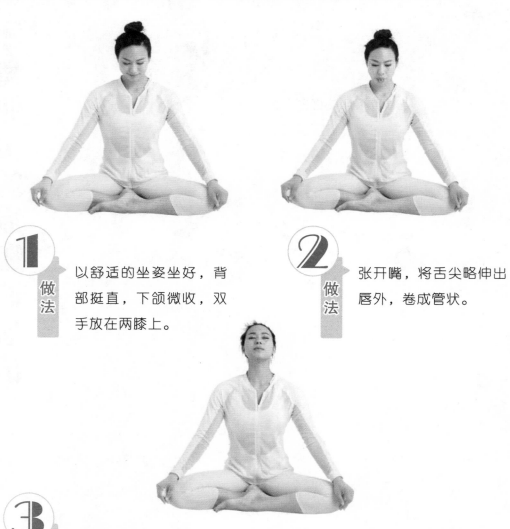

1 做法 以舒适的坐姿坐好，背部挺直，下颌微收，双手放在两膝上。

2 做法 张开嘴，将舌尖略伸出唇外，卷成管状。

3 做法 通过舌尖吸入空气，感觉清凉的空气经过舌尖，沿着气管向下运行；吸满空气后，合上嘴巴，收下颌抵锁骨，悬息。悬息4秒钟以上，抬头，通过鼻孔慢慢地呼出气体，共做25～50次。

火焰调息

火焰调息是一种鼻吸口呼的调息练习。它能帮助排除肺部底层积存的废气，燃烧腹部的脂肪，按摩腹部器官，尤其是肾脏，促进消化和排泄。

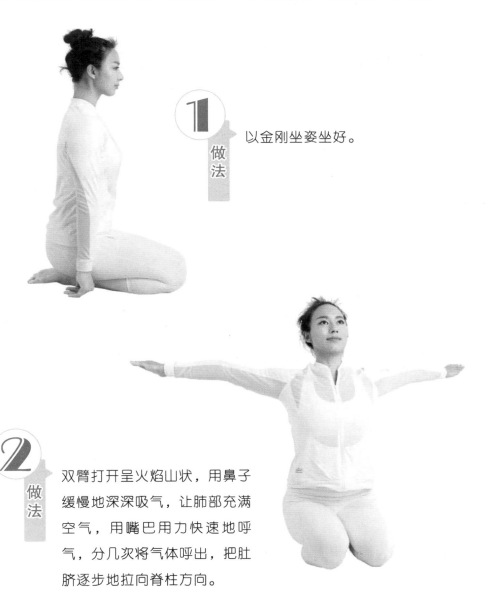

做法 1
以金刚坐姿坐好。

做法 2
双臂打开呈火焰山状，用鼻子缓慢地深深吸气，让肺部充满空气，用嘴巴用力快速地呼气，分几次将气体呼出，把肚脐逐步地拉向脊柱方向。

圣光调息

圣光调息是一种让人头脑变得清醒的好方式，适合静坐、冥想前的练习。它可以抑制头部血栓的形成，使身体变得活力四射。

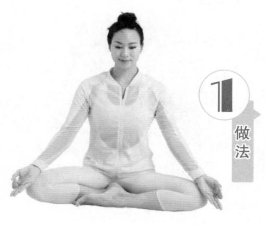

1 做法

选择一种舒适的坐姿，放松身心，双手放在膝盖上，大拇指和食指相扣，掌心朝上。

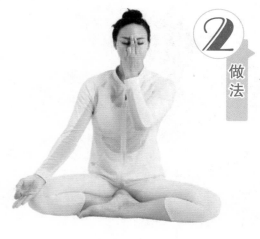

2 做法

伸出左手，食指、中指放在眉心处，用无名指盖住右鼻孔，用左鼻孔做腹式呼吸；吸气要自然缓慢，呼气要用力吐尽，做10～20次完整呼吸。最后一次呼气时，尽量呼出肺部的空气，关闭两侧鼻孔，尽量长久地悬息，然后恢复正常呼吸；换右鼻孔练习。建议做2～5个回合。

Tips

在练习过程中如果出现头疼、头晕或者呼吸急促等不良反应，应立即停止练习，恢复正常的呼吸。在练习过程中要注意力集中，不能过于用力。

清理经络调息法

　　清理经络调息法，也叫作左右交替呼吸法，是每天都可以做的重要调息。它通过左右鼻孔交替呼吸让冷与热、静与动达到平衡，清理左右经脉，让生命之气畅通地流动。这种调息方法能增加血液中的含氧量，促进血液和淋巴系统的循环，清除血液中的毒素；经常进行练习还可以提高免疫力，预防各种呼吸道疾病。

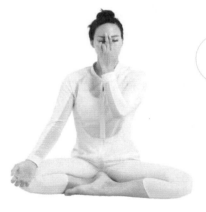

1 做法

以舒适坐姿坐好，背部伸直，伸出左手，弯曲食指和中指放在眉心处，大拇指和无名指抵于鼻翼两侧；大拇指关闭左鼻孔，通过右鼻孔吸气。

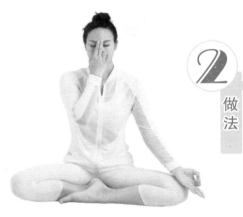

2 做法

接着关闭右鼻孔，通过左鼻孔呼气，然后再次通过左鼻孔吸气。关闭左鼻孔，通过右鼻孔呼气，这是一个回合。换右手再做一个回合。可做25个回合。

Tips

　　初级练习时呼与吸的时间要相等，中间避免悬息，呼吸要轻柔。当你感觉到身体疲倦时应结束呼吸练习。患有神经性偏头痛或者大病初愈的人群不适合做调息练习。

基础坐姿和手印，
带你尽情徜徉瑜伽的殿堂

简易坐

简易坐是初学瑜伽打坐者的首选坐姿。因为大部分初学者都四肢僵硬，气血滞塞不通，心神散乱不定，所以采用简易坐这种比较舒适安逸的坐姿最合适。简易坐能够增强髋部、膝盖和脚踝的灵活性。

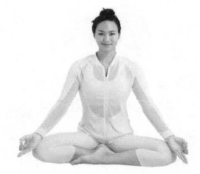

做法

① 坐在垫子上，双腿向前伸直。

② 弯曲右腿，右脚压在左腿下方。

③ 弯曲左腿，左脚压在右小腿下方。

④ 双手自然放于双膝，掌心向上，头、颈、躯干保持在一条直线上。

金刚坐

金刚坐是初学者要掌握的另外一个重要坐姿。如果其他坐姿坐久了感到腿麻痛难忍，可以换成跪坐，能够缓解疼痛。金刚坐还有利于增强肠胃系统的功能，有促进消化和强健脊椎周围核心肌肉群等功效。

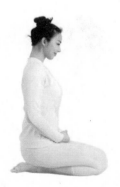

做法

① 双膝并拢跪地。

② 臀部坐在双脚脚后跟上。

③ 放松肩部，收紧下颌，腰背挺直。

④ 双手置于大腿上。

瑜伽坐姿：

在《瑜伽经》的学习过程中，第三个步骤就是坐法。它虽然包括了现在的体位法的学习，但主要讲述的还是基本坐姿。《瑜伽经》的作者钵颠阇利认为，瑜伽的坐法和体位的练习都是为了控制感官，最终为进入冥想做准备。由此可见，坐姿是很重要的必修课程。

在进行瑜伽坐姿练习时要求环境安静，不能有噪声，场地要平整，如果配有冥想音乐会更好，能使你的练习时间更久一点。

莲花坐

莲花坐是瑜伽中最有用的体位法之一，非常适合做呼吸、调息和冥想练习。它引导生命之气上升，使人的身体稳定而安静。因此，它对患有神经疾病和情绪有问题的人非常有益。另外，它还可以促进全身的血液循环，使双腿变得柔韧。

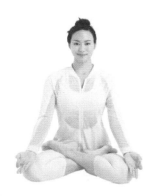

做法

① 坐正，双腿向前伸直。

② 屈起右腿，将右脚放在左大腿上，脚心向上。

③ 屈起左腿，将左脚放在右大腿上。挺直脊背，收紧下颌，让鼻尖与肚脐保持在一条直线上。

吉祥坐

这个坐姿可以很好地活动髋关节，帮助增强胯部的柔韧度。当双膝及大腿完全着地时，对练习瑜伽中的大多数体式都有帮助。

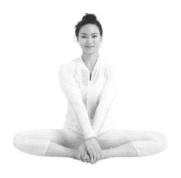

做法

① 坐在垫子上，双腿向前伸直。

② 屈双膝收回双腿，双脚掌相对，双手交叉抓住双脚尖，腰部挺直。

③ 双腿放松，上下弹动膝盖；用双手的力量向下按压双膝，尽量把大腿平放在地上。

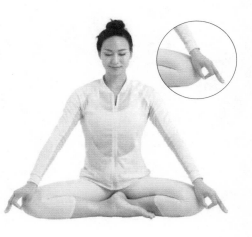

英雄坐

倘若初学者觉得盘坐较难，那么英雄坐便是一个较好的选择。它在活动膝关节的同时，可以促进腹部的血液循环，还可以让脚背外侧更快地拉伸开，柔软跟腱组织。

做法

① 双膝并拢跪地，双脚分开，紧贴臀外侧。

② 臀部坐在两脚之间的地面上。

③ 脚后跟夹紧臀部，挺直腰背，双手搭放在大腿根部。

瑜伽手印：

在瑜伽姿势中，最吸引人的无疑是变化多姿的手印了。瑜伽手印又称为印契，现常指瑜伽行者在修炼时，双手手指所结的各种姿势。瑜伽手印象征特殊的愿力与因缘，会产生特殊的身体与意念的能量。这些手印的外相与瑜伽内在的信念有着深层联系，从而构成瑜伽整体的姿势。手印就是瑜伽的另一种表情和语言。

瑜伽常见的手印，每一种都有很神奇的效果。选择一种你所需要的手印后，在每次冥想练习时都加以使用，一段时间后会产生很好的功效。

秦手印

此手印配合坐法有助于收敛感官，将腕部垂放双膝上，可帮助抑制兴奋的情绪。

做法

① 选择一种瑜伽坐姿坐好。

② 双手的大拇指和食指相扣，其余3个手指伸直放松，双手垂放于双膝上，掌心朝下。

智慧手印

此手印代表把自身能量和大宇宙的能量融合在一起，可以让人很快进入平静的状态，提升静坐和冥想的质量。

做法

① 选一种舒适的瑜伽姿势坐好。

② 双手的大拇指与食指相扣，其他三指自然伸展，掌心朝上，自然搭放于双膝上。

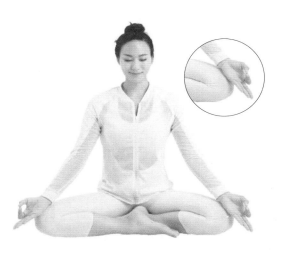

能量手印

能量手印可以辅助排除体内毒素，消除泌尿系统的病症，帮助肝脏完好地运行，长期练习可调整大脑平衡，让我们变得有耐心、平和且充满自信。

做法

① 选择一种瑜伽姿势坐好。

② 双手摊放在双膝上，掌心向上。

③ 将大拇指与无名指、中指交接，其他手指平伸。

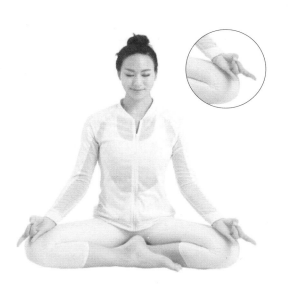

大地手印

大地手印能刺激体能，对皮肤、头发都有很好的调理作用。

做法

① 选择一种舒适的瑜伽坐姿。

② 将大拇指和无名指交接，其余手指并拢伸直。

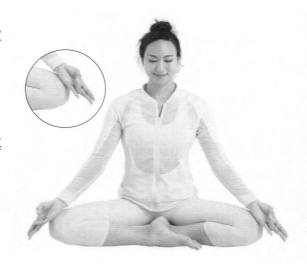

生命手印

生命手印能够增强活力，消除疲惫和紧张，还能改进视力。

做法

① 选择一种舒适的瑜伽坐姿。

② 放松双手，摊放在双膝上，掌心向上。

③ 将大拇指与无名指、小指交接，其余手指自然平伸。

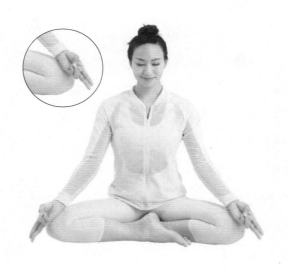

结定手印

结定手印也叫禅那手印，是比较古典的手印。我们要做到"定"，而后才能"静"，"静"后方能"安"，"安"后才得"虑"。结定手印有助于我们修定悟道。

做法

① 选择一种舒适的瑜伽坐姿。

② 双手手掌向上相叠，两大拇指相接，放于腹部前方、双腿正上方。

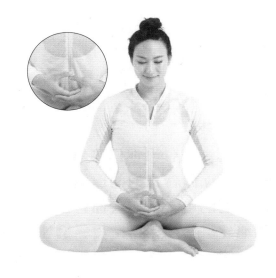

合十手印

人的身体是右阳左阴，双手合十阴阳相合，手掌心相对，让我们更加全神贯注。

做法

① 选择一种舒适的瑜伽坐姿。

② 双手合十，大拇指相扣。

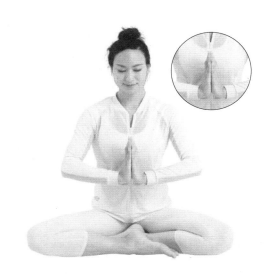

了解瑜伽，
排毒美颜更容易

美人无毒

　　美人们，当你们心心念念着排毒的时候，了解什么是"毒"吗？下面跟着我们的瑜伽冠军一探究竟吧！所谓毒素，既包括身体层面的毒素，如人体自由基、宿便、胆固醇等有形毒素，也包括心理层面的无形之毒，例如食物中毒素，水质、土壤、空气污染等带来的毒素。另外，负面消极的感觉和情绪也是堵塞在我们体内的毒素，不容小觑哦。不过，在日常生活中，我们只要注意以下几点，就可以大大减少体内毒素的产生啦！

　　记得初中英语课本上有一篇讲身体健康的文章，标题是"We are what we eat"，主要是讲想要身体健康的话，必须饮食健康。所以，选择新鲜健康的食物很重要哦！美人们，尽情享用蔬菜和水果吧，排毒的食品有猕猴桃、柑橘、葡萄、菠萝、黄瓜、菠菜、卷心菜。其次呢，在食物种类的选择上，大家也要保证食物的多样性，经常吃一些粗粮，也可以帮助我们的消化系统排毒。

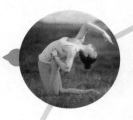

注意饮食

　　女人是水做的，多喝水可以稀释血液中的毒素，减轻肾脏的负担，是最自然和简便的排毒方法。每天早晨起床时喝一杯温开水，可以促进大小便排出，还有清洗肠道的作用。

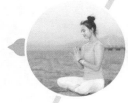

多喝水

多运动，多出汗

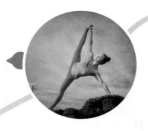

多运动可以促进全身的血液循环，增强氧气输送和排出毒素。运动多了，出汗就会多，皮肤出汗可以促进新陈代谢，也是一种有效的排毒方式哦！

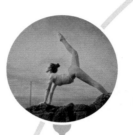

空余时间多练瑜伽

瑜伽是一种简单易行的排毒方式，瑜伽中的腹式呼吸，是一种深度呼吸，可以让机体更有效地吸入氧气和更彻底地排出废气，从而起到放松身心的作用。美人们，我们的宗旨可是美得通透、美得纯净。赶紧练起瑜伽来，跟那些让我们讨厌的毒素彻底划清界限吧。

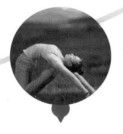

保持大便通畅

成为无毒美人的这条路上有一只很大的拦路虎，没错，它就是便秘。试想一大堆宿便残留在我们的肠道里，皮肤色素开始沉着、脸上变得没有光泽，还怎么当美人呢？多吃点富含纤维素的食物吧，它可以促进我们的肠胃蠕动。薯类、南瓜、竹笋、菠菜、芹菜、空心菜等都是纤维素含量丰富的蔬菜。另外，有体内"清洁剂"之称的水果，大多有帮助机体解毒和排毒的作用，多吃有益于身体健康哦！

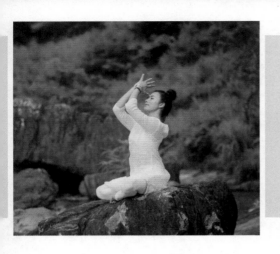

今天你排毒了吗

便秘

如果你排便的间隔时间在3天以上，那么你可能患上了便秘。如果粪便不能及时排出就会产生大量毒素，这些毒素会被人体吸收，从而引起肠胃不适、口臭、色斑等症状。

肥胖

如果你的体重超过标准体重的20％，就属于肥胖了。肥胖源于营养过剩，长期过量食用高脂肪、高热量食品会引起体内毒素滋生，造成机体失衡，导致肥胖。

面色暗黄

肺部管理着全身的皮肤，而且最容易堆积毒素。如果脸色变得晦暗，那么就是在提醒我们肺部需要排毒了。肺部毒素堆积超标会反映到脸上，使皮肤失去光泽。

口臭

多由肺、脾、胃积热或积食不化所致，这些东西长期淤积在体内排不出去，就变成了毒素。

怎样才能知道我们身体内的毒素多不多呢？别担心，跟着瑜伽冠军来做一个系统的身体检测吧。下面的信号提醒我们该排毒清体了。美人们，一起来看看吧！

长痘痘

脸上如果出现痘痘，说明身体需要排毒了，一般前额出现的痘痘通常是由肝脏毒素堆积过多引起的。

皮肤瘙痒

皮肤是人体最大的排毒器官，可以通过出汗的方式排出其他器官无法排出的毒素。外界的刺激、生活不规律、精神紧张以及内分泌障碍等，使皮肤的这种功能减弱，就会引发瘙痒。

肠道易激综合征

这是指肠道对刺激有过度的反应或有反常现象出现，致使血流滞缓，排毒管道不通畅，多种毒素留存体内。主要特征是腹部不适或腹痛、腹胀、腹泻和便秘。

美眉们，如果你们的身体有和上述症状相吻合的情况，不要担心，从现在开始跟着瑜伽冠军学习排毒吧。女人如花，倍受呵护才能绽放。排出身体内的毒素，才能让我们美得更加动人。

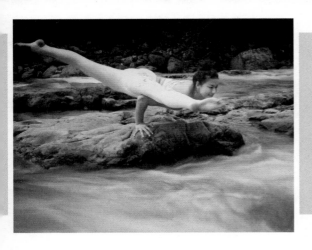

瑜伽排毒原理
你了解了吗

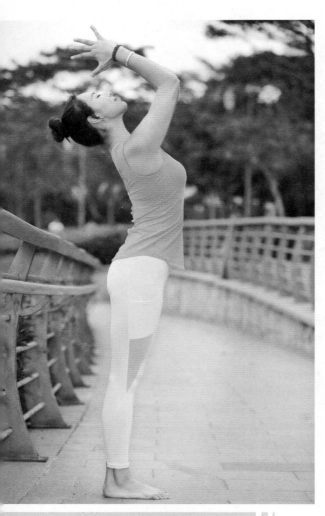

美眉们，你们知道瑜伽排毒的原理吗？想知道排毒养颜这条路上为什么会有那么多人青睐瑜伽吗？

首先，是因为瑜伽的各种体式配合呼吸，会对穴位、腺体和经络产生刺激，可以增进血气的流通，能调体、养心和调气，强化身体的自然治愈力，给衰退的体细胞输送新鲜血液，按摩体内各个脏器，使体内的废物和毒素排出体外，从而使各个器官恢复功能。当然，很多运动都能达到加快新陈代谢、排毒排汗的效果，但瑜伽的特别之处在于它不仅有针对身体的练习，还有针对情感和精神方面的练习，以达到身体、心灵与精神的和谐统一。从瑜伽的角度来讲，我们人体出现的疾病都是身体不平衡的表现，包括体内营养摄取的不均衡，新陈代

随着时代的发展，为了养颜护肤，抵抗衰老，越来越多的人加入瑜伽练习的队伍当中。之所以有那么多人热爱瑜伽，并不仅仅是为了减压，也是为了能让自己舒展经络，将毒素排出体外。

谢不平衡，也包括心态不平衡。当体内毒素累积到一定程度后，身体就会出现不适、容易疲劳等症状。瑜伽的姿势首先能让身体慢慢舒展，练习时配合意识上的作用，能将身体内的一些毒素排出体外。对于压力日渐增大的现代人而言，它在排毒上的功效要比其他运动更为有效，不仅能使身体得到舒缓，也能使精神随之放松。

其次，瑜伽动作能使身体各个腺体的分泌作用趋于平衡，瑜伽中扭转或弯曲的动作，通常都需要停顿一段时间，而这段时间内给予腺体的压力，正是要强化这些腺体，使之分泌正常。当人体激素分泌正常时，人体的各个器官自然就能正常工作了，我们也就能保持身心的健康啦！

另外，通过瑜伽动作与呼吸法的练习，也能促进身体的血液循环和新陈代谢，排出体内毒素，从而达到美容养颜的目的。

美眉们，看完上面这些内容，是不是很想验证一下瑜伽是否真的有那么神奇呢？心动不如行动，让我们开始吧！

保持
好身材的
秘诀

　　夏天将至，意味着飘逸的裙摆和漂亮的凉鞋要出现了，你是否会喜悦而又忐忑？是否会兴奋而又患得患失？褪去厚重的春装，你是否又在为自己身上的赘肉而苦恼呢？冰冻三尺非一日之寒，我们身上的赘肉也是一样，不是一天两天堆积起来的。别自怨自艾了，身体是天生的，身材却是可以后天修炼的。瑜伽健身好处多多，想要苗条的你，就别犹豫了吧！

瑜伽，温和、健康的有氧运动

　　都说做女人难，做个美丽的女人难上加难。为了靓丽的容颜、为了苗条的身材，我们女性或多或少都做出过努力，但是大部分努力却收效甚微。都说运动好处多，可是怎样运动才有效呢？我们怎样才能找到适合自己的运动良方呢？如果你如此迷茫的话，选择练习瑜伽吧。它是一种温和、不单调却能最大限度燃烧脂肪的有氧运动。体式丰富、灵活多变的瑜伽可以给我们带来不同的练习感受，让我们轻松地锻炼到身体的每一个部位。瑜伽温和舒展，不像其他运动那么剧烈、让人在练习后处于疲惫状态。它注重全身性锻炼及身体平衡，通过瑜伽瘦身体位法及特殊的呼吸法，能让身心达到一种平衡的状态，这也是其他运动所无法达到的境界。瑜伽虽然是一种温和的运动，但当它对肌肉进行均衡地拉伸时，对热量的消耗可不小呢！有人统计过，一堂瑜伽课下来，所消耗的热量相当于打一场网球。持续而有节奏的有氧运动才是最消耗能量的运动方式。

瑜伽，温和、健康、自然的有氧运动；瑜伽，一项值得你终生坚持的运动。通常，练完瑜伽后身体会微微发热，浑身上下会变得很轻松。坚持一段时间后，你便会发现自己的皮肤变紧实了，腰围变细了，整个人都变得容光焕发了。除此之外，练习瑜伽对增强肌力、平复情绪、提高注意力都有很好的效果。瑜伽还具有减肥塑身的功效，可以帮助你保持好的身材。

　　我们都想瘦身，但它并不简单，因为我们不仅需要甩去赘肉，更需要锻炼皮肤下的肌肉。简而言之，瘦身的最终目的是拥有结实而又有弹性的肌肉，以及曼妙的曲线。你想要的这一切，瑜伽都可以帮你实现……

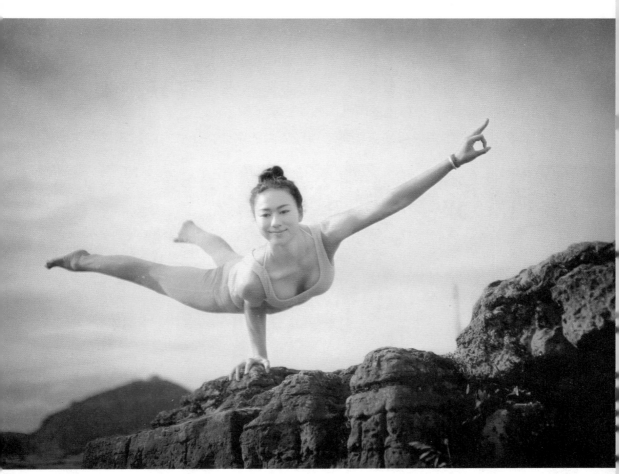

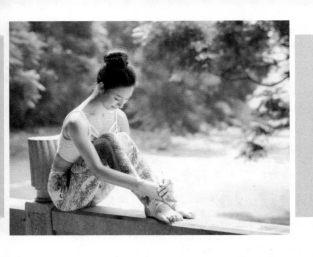

东方瑜伽的瘦身原理

　　瑜伽燃脂速度快，持续而有节奏的有氧运动最能消耗热量。瑜伽动作轻柔舒缓，拉伸过程对身体的各个部位都极为有益，会让你在不知不觉中消耗大量热量。

　　瑜伽减肥的基本原理是"腹式呼吸"。腹式呼吸可以使体内空气与体外空气进行充分交流，从而有利于身体内废物的排出。瑜伽瘦身体位法强调身心整合的概念，帮助身体伸展、放松。缓和的动作搭配呼吸训练，能使筋骨适当伸展，并使身体保持平衡。瑜伽通过按摩内脏器官，加速身体的血液循环，加快各部位脂肪的消耗，身体也就自然而然地纤瘦下来了。

　　此外，瑜伽中有很多动作能刺激到身体内的腺体，让体内的新陈代谢功能

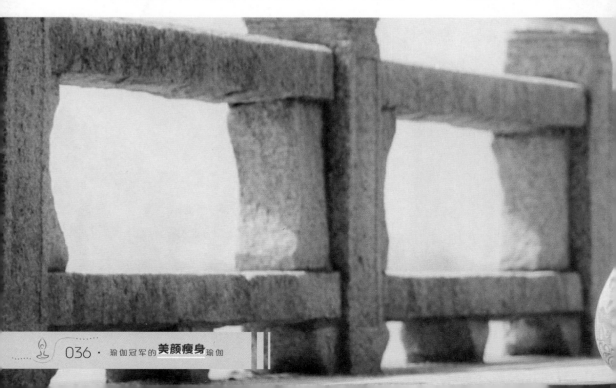

我们所提倡的瘦身，并不只是单纯意义上的减肥。减掉肥肉，减出曲线，才叫瘦身。也许你在想：瑜伽动作那么轻柔缓慢，怎么会达到瘦身的效果呢？事实上，瑜伽的瘦身效果是很惊人的，坚持练习瑜伽会让你的体态日臻完美。

旺盛、血液循环顺畅，提高心脏及肺脏功能。瑜伽可以通过深呼吸和对脊椎的调整达到调节自主神经的目的，对食欲产生抑制作用，使人的饥饿感和饱腹感趋于和谐，使进食需求和热量需求一致，这样一来就能很好地保持身材啦！

由于环境、饮食等诸多因素的影响，我们的体内聚集着大量的毒素，再加上大部分人都是久坐少动的办公室白领，身体功能运行比较缓慢，若是体内毒素不能及时地排出，身体容易形成水肿型肥胖。而练习瑜伽的好处在于它可以按摩内脏，加强体内器官的排毒功能。当五脏六腑都和谐运转，体内毒素和多余的水分就能及时排出，水肿型肥胖也就能消除啦！

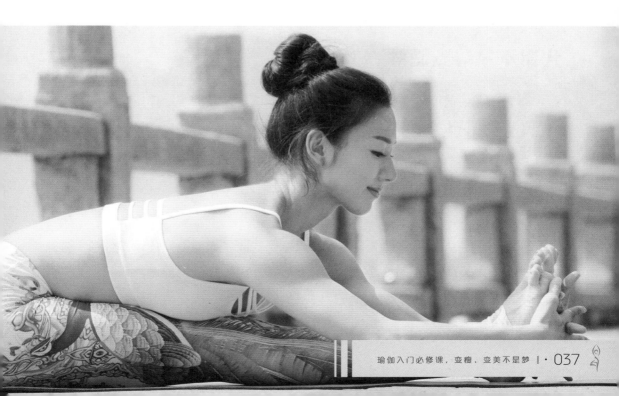

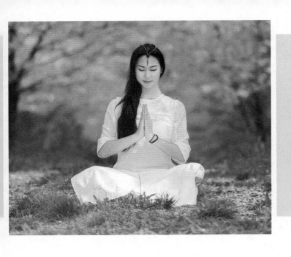

找到肥胖根源，瘦身更容易

　　每个女人都想和自己身上的赘肉告别，但在此之前我们需要清楚地认识到自己变胖的根源，只有找到了肥胖的根源，才可以对症下药，瘦起来才会更加容易哟！

生理遗传导致肥胖

　　不管是父亲身上还是母亲身上，都能发现你胖的身影。或者说，你从小就是个胖子，从小就吃饭偏食，并且这一习惯延续至今。对于这种情况，减肥更需要有耐心和恒心，可以考虑用专业减肥产品来帮助你瘦身。

代谢不足导致肥胖

　　即使在感到很热的时候，流汗也很少；抑或是天生的寒凉体质，平时喜欢吃一些盐分比较重的食物或者爱喝碳酸饮料等。这种情况有可能是因为体内代谢不足，导致水分、脂肪积累，从而引发肥胖。

不科学饮食导致肥胖

　　你是否有经常不吃早餐的习惯，并且食无定时？而且晚餐通常是你最丰盛的一餐，还常为自己找"吃"的借口？健身专家提醒我们，科学进食对于减肥是非常重要的，我们要学着重新安排自己的饮食计划，细嚼慢咽，减少糖类和脂肪的摄入量，多吃粗粮和素食。

瘦，成了女人最昂贵的奢侈品。买得起时尚漂亮的衣服，却没有好的身段可以消受，这也是一大遗憾吧！

瘦，只需要你动起来，付出一些时间成本，坚持下来你会发现，你收获到的往往大于你所付出的。坚持每天练习一会儿瑜伽，不仅可以帮助你省掉瘦身的费用，更有益于拥有健康的身心。

饮食过量导致肥胖

你是否经常一边吃零食一边看电视呢？你是否看到自己喜欢的食物总是不能克制，在选择食物时，只买符合自己口味的，而不管它是否具有营养价值？你是否平日喜食多油、口味重的食物和奶油制品？这样子可是很容易导致肥胖的哦！

在这种情况下，我们需要循序渐进地减小食量。要学会计算食物所含的热量，并且充分认识到热量的积累对身体的影响。

情绪原因导致肥胖

情绪不佳也是会导致肥胖的哦，日常生活中经常萎靡不振或焦虑不安、为缓解焦虑不安的心情而暴饮暴食是非常不可取的，靠食物获得安慰的结果是身体发福。这个时候，我们要学会给自己晦暗的心情涂上颜色，例如去交友、去郊游、去读书，重新安排自己的生活。

缺乏运动导致肥胖

坚持运动和控制饮食是减肥的两大要素。运动过少当然会导致脂肪积累。不要抱怨没有时间运动，注重生活中的每一个小细节，例如把乘电梯换作爬楼梯，也能很好地锻炼到我们的腿部。另外，每天抽出一些时间来练习瑜伽也能让我们的身体得到伸展，促进身体内毒素的排出，从而收获美丽和健康。

真的需要食物？辨别饥饿的真假

通常，饥饿感来自血液里葡萄糖浓度的变化。所以当你感觉饿的时候，不一定非得吃饭，吃两块糖来代替也是可以的，虽然胃里还是没什么东西，但就不会觉得那么饿了。当然，饥饿感是很复杂的，与心理因素、饮食习惯也有一定关系。下面是各种类型的饥饿感，让我们一起来学习辨别吧！

真正的饥饿

真正的饥饿是最重要的一种饥饿类型，它告诉你什么时候该吃东西了，会让你感觉到一些生理指标的变化，比如低血糖、头疼或者肚子"咕咕"叫等。

我们常常忙于工作，直到饿得不行了才放下手头的事情去吃点什么，这时看到任何食物都会狼吞虎咽，但这种暴饮暴食的行为对胃很不好，在包里或者抽屉里准备些小零食吧。

电视型饥饿

相信很多女生喜欢边看电视边吃零食，还认为这是一种享受吧。美国《临床营养学》杂志上的一项研究发现，在分心的状态下进食，会使人们无意识地吃进去很多东西，摄入更多的热量。建议大家在打开电视之前先估计一下自己的饥饿程度，预备适量的食物；或者在看电视的时候让两手忙些别的事情，这样也能避免大量食物的摄入。

身体内因血糖降低而产生的饥饿感才是健康、正常的进食动机。但现实中，饥饿并非是人类进食的唯一理由。当吃的满足感取代饥饿感而成为进食的动机后，我们再想吃东西时，就会分不清自己是"真的饿了"，还是仅仅"渴望食物"。分清这一点对于我们瘦身是非常重要的。

无聊型饥饿

相信大家都会有这样的经历，无聊的时候经常会打开冰箱看看里面有些什么。感觉无聊然后吃东西是我们经常会做的事情，那么最好想办法改变一下这种状态，而不是不自觉地去吃东西。

如果真的觉得无聊，我们也可以做不同的事情让自己放松，比如看看杂志、找朋友聊聊天，而不是一味地用吃来打发无聊的时间哦！

生气型饥饿

是不是觉得这种饥饿类型有点奇怪？其实，情绪与饥饿是有联系的。如果人们血糖偏低，就会导致思维逻辑不清晰和情绪易怒。研究发现，在已婚人士中，血糖水平偏低的人更容易对他们的配偶发火，甚至引发争吵。

其实，稍微注意一下，这种情况是能够被控制的。当我们意识到自己陷入这种情况的时候，赶紧吃点含糖分的食物吧，例如水果或者全麦食品，它们会让你的血糖在短时间内有所上升，更利于平复情绪哦！

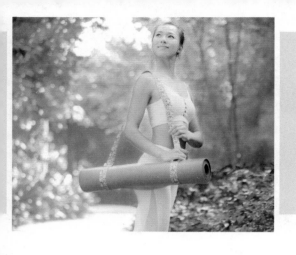

瘦身，要了解自己的体质

肌肉型体质

这种体质很明显的特征是体态挺拔、骨骼强健，肩部和胸部较为伸展；女性的髋部大约与肩同宽。这种体质的人骨骼和肌肉都较为发达，胖或瘦起来都非常容易，因此大多数运动对他们都会奏效，尤其是塑造肌肉的力量练习。

对女性来说，很多人都不想让自己看起来过于强壮，而只想让身体线条流畅一点，因此加强身体柔韧性练习很重要。普拉提、瑜伽甚至芭蕾等都是很不错的选择。这种体质的人新陈代谢较快，只要注意饮食和运动，就不容易发胖。

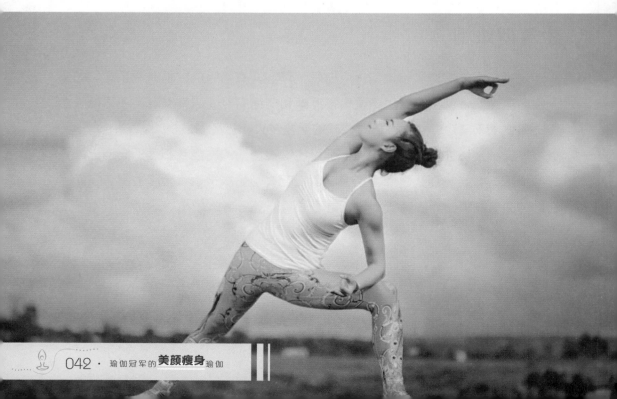

针对不同体质，瘦身策略自然也大不相同，我们需要做的是了解自己的身体，对症下药才会事半功倍，不是吗？

在开始瑜伽瘦身塑形之旅前，先来看看你属于哪种体质吧，对自己的体质有了清楚的了解，瘦身塑形效果才会更好啊！

易胖型体质

这种体质的人消化系统发达，脂肪沉积丰富，骨架宽大，尤其下半身容易肥胖 。和另外两种体质相比，这种体质的人新陈代谢较慢，容易囤积脂肪，要瘦起来也不是那么容易。

听起来好像不是很理想，不过也不要沮丧，虽说体质主要由基因决定，但也有不少科学家指出，一些后天影响如人体对环境的适应和后天行为等也会使体质发生一定的变化。只要锻炼得当，这种体质的人反而更能拥有凹凸有致的曲线。

这种情况下需要我们多做有氧训练，促进燃脂和增强心肺功能。最后，鉴于这种体质的人增重易而减重难，所以更要注意饮食哦。与增重之后再费大力气减肥比起来，把增重的因素控制在源头更加有效。

纤瘦型体质

这种体质的人骨架娇小，肩膀窄而四肢纤长，少肌肉且肌力较差，不容易长胖。在以瘦为美的今天，想必很多美眉都会很羡慕这样的身材吧。不过，拥有这种体质的人的烦恼在于会为自己过瘦而担忧。我们说的瘦身可不是指瘦成平板哦，看着瘦、摸起来有肉才是我们的终极目标啊。对于这种体质的人来说，纤细的四肢和不算强健的骨骼不太适合力量训练，简单持久的耐力练习反而更好。不妨多练习瑜伽，舒缓温和的动作不仅可以塑形，还能提升我们的气质。

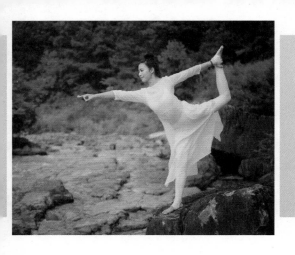

让瘦身成为一种生活习惯

不要让心情左右你的食欲

通常情况下，男人吃东西，是随着大脑和味觉的提示，他们肚子饿了才会想吃东西。他们把食物当成维持生命的燃料，有需要才会补充能量，基本不会吃进过多的热量；而女人的饮食习惯很容易受到心情影响，在狂欢的时候，甚至会吃得比男人多，这对减肥中的人来说可是大忌。女人常把吃东西当作缓解情绪或打发时间的手段，会受心情的影响而暴饮暴食，让自己越吃越胖，心情越变越差，成为恶性循环。所以各位美眉，要记住不要让心情影响食欲。

多喝水也可以帮助减肥

各位美眉可一定要记住，每天喝八杯水，拒绝碳酸饮料，这是保证苗条身材最有效的办法之一。大家可以在早上吃早餐之前喝杯白开水或者蜂蜜水，这样能够有效加速肠胃的蠕动，把前一夜体内的垃圾、代谢物排出体外，从而减少小肚腩出现的机会。大家在并不口渴的时候，也应该给身体补充水分，体内缺水会导致新陈代谢的水平大大降低，不利于瘦身哦！

在夏天穿上漂亮的衣裙，秀出窈窕的身材，这应该是所有女孩子共同的心愿吧！瘦身不仅是一种口号，更应该成为一种生活习惯。不要再给自己的懒惰找借口了，下定决心吧，在生活中养成良好的瘦身习惯，只要你坚持，身材就会变得越来越完美啊！

你知道吗？保持良好的睡眠也能瘦身

多项研究发现，熬夜会让体内的肾上腺激素分泌过多，因此睡眠不足的人，食欲会变得特别好，这样一来就会摄入超过我们身体需求的热量，自然就不容易变瘦啦！睡眠的最佳时间是在晚上11点至次日凌晨4点，在这期间身体会对内脏进行自我修复和调理，生长激素的分泌也会变得旺盛，能加速脂肪的分解。所以，好的睡眠也是可以瘦身的。如果你真的辗转反侧难以入睡，那就试试瑜伽冥想吧，相信你很快就能安然入梦了。

在洗澡的时候配合按摩手法来击碎腹部脂肪

粗盐有很好的发汗作用，它可以帮助排出体内的废物及多余的水分。大家可以买几袋粗盐，洗完澡后，抓上一把，绕着肚脐顺时针按摩小腹50圈，再逆时针按摩小腹50圈，然后双手交叠由上往下用力按摩50次。粗盐能够很好地帮助身体排出废物，同时，还能够有效促进脂肪代谢，为肌肤补充矿物质，让腹部肌肤更加细致紧实。坚持1~2个月，你会惊奇地发现腰围缩小了！

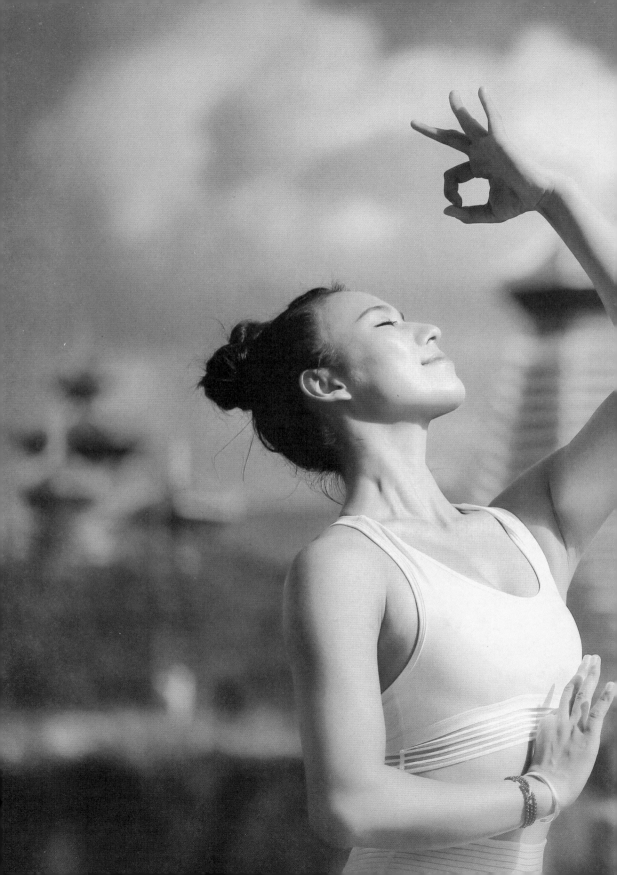

初学者，
这样开始练瑜伽

瑜伽具有减肥瘦身、
缓解压力等功效，是一种柔和
且伤害率低的运动方式，因而受到
众多年轻女性的青睐。开始瑜伽练习是
一件让人感到轻松愉快的事情，但谨记
要一步一步来。对于初学者来讲，只有
做好充分的准备工作，循序渐进地
练习，才能真正体会到瑜伽带
给我们的启发。

了解
自己的身体

适宜练习的情况

脊柱没有损伤，不存在腰椎间盘突出、骶骨腰椎僵化等问题；没有严重的骨质疏松或其他骨科类疾病；不处于手术后3个月内或坐月子期间；无急性传染病等。

需要医生或者教练指导的情况

通常情况下，年龄较大或患有某种疾病的练习者在练习瑜伽之前最好先咨询医生，再根据医嘱来决定是否可以开始瑜伽的练习。此外，患有高血压、糖尿病、动脉硬化和严重心脑肾综合征的人不能盲目地练习瑜伽，找一位合格的私人教练来指导会更加安全。另外，孕妇选择练习瑜伽更应该谨慎，可以找专门的教练进行指导。

注意身体的需求和感受

练习瑜伽时要始终把注意力集中在身体对动作的感受上，伸展和收缩都要控制在自己可以接受的范围内。如果出现体力不支，则应暂停练习。

其次，要做到始终控制动作，能够清楚地知道身体的某个部位正在做什么。如果不能把握每一个细小的动作，最好不要加快节奏，要遵循循序渐进的原则。

此外，在练习时要保证身体的平衡，不能一味地往一侧推移，而忽略了另一侧的练习。

零伤害

瑜伽的练习要点

最佳练习时间

早晨5～8点是一天中练习瑜伽的最佳时段。清晨练习瑜伽不仅可以改善体内氧气含量，加速体内血液循环，带走更多体内的垃圾，还可以为一天的学习和工作增添活力。另外，傍晚也是练习瑜伽的好时段，练习者可以很好地舒展身体，释放一天的紧张和压力，消除疲劳。瑜伽练习应该选择空腹，练习时间的长短要依据个人的体力而定。一般来说，刚开始练习时，时间可以稍短一些，以后再逐渐延长。此外，不同时间段内瑜伽练习的内容也不同，一般，早晨可多练习体位法，中午和晚上以冥想为主。

瑜伽安全须知

初学者在练习前要了解清楚体位法的练习步骤、动作要点和注意事项。在开始练习一个新姿势时要谨慎，不能用力过猛。

练习时要集中注意力，要把精力放在正在练习的动作上，不要分神，否则很容易受伤。

此外，在进行瑜伽练习之前，一定要做好热身运动，我们要爱惜自己的身体，学会倾听身体的声音，不要认为产生疼痛感才能达到练习效果，相反，这样只会造成身体的拉伤。

如果患有某种慢性疾病，或身体的某个部位有伤，或者处在特殊生理期，在练习之前要更加谨慎，一定要向医生或者专业的瑜伽教练咨询。

练习前后的清洁沐浴

在练习瑜伽前，应该先排空膀胱、清空肠道。如果在练习前没有清空膀胱，那么从头倒立式或者肩倒立式开始练习效果会更好，这些体位法有助于膀胱活动。在没有排空膀胱前，切记不要练习高难度的瑜伽体位。

在练习瑜伽前洗个澡会使自己的精神更加饱满。练习完瑜伽不能马上洗澡，因为刚运动完毛孔会扩张，身体会变得非常敏感，洗澡会给皮肤带来强烈的刺激。最好是在练习完15～30分钟后再沐浴。

循序渐进，从零基础到高手的3个阶段

初学者宜从身体所能接受的最基础的体位开始练习，随着身体素质的提高，再逐渐提高练习强度。由易到难、从简至繁的原则是瑜伽练习的安全方针，也是达到瑜伽练习效果的保障。遵循"循序渐进"的原则会让身体渐渐适应运动，这样做不但可以避免运动损伤，还可以取得更好的练习效果。

"瑜伽是一个长达一生的旅程"，作为初学者，应该遵循瑜伽的练习原则，从最简单的体位开始，找回健康与美丽。随着体位练习的深入，可以尝试着加入呼吸、收束等练习，这个时候还可以学习更多的瑜伽理论，把生活状态和情绪掌握在自己的手里。等达到更深的境界后，还可以加入一些瑜伽冥想练习，看一些瑜伽经典书籍。你会发现，周围的环境会变得融洽和谐，自己的身心也会在瑜伽中得到净化。

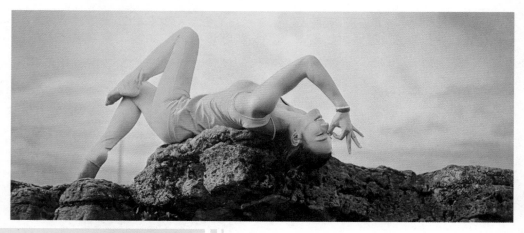

基础热身 运动，
变"美"前奏十分钟

头部热身

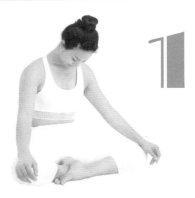

1 双腿盘坐，手臂放在双膝上。低头，感觉颈部肌肉受到拉伸，尽可能让下颌向前胸靠近。

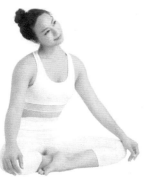

 2 将头从右侧开始顺时针转动一圈，回到低头的位置。

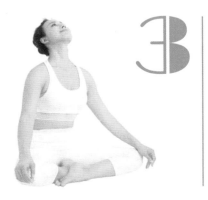

3 抬头，调整呼吸。仰头向后，感觉下颌肌肉受到拉伸。将头从左侧开始逆时针转动一圈。头部回到正中，调整呼吸。

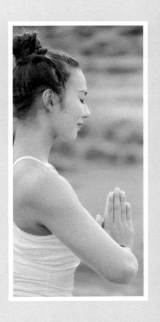

瑜伽练习前的基础热身运动能够舒筋活骨，迅速打开身体的各个关节，还能加快气血循环，提高新陈代谢水平。通过基础热身运动，身体会变得柔软有弹性，不仅能让全身充满能量，还能降低瑜伽练习过程中肌肉拉伤的概率。

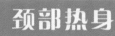

1 | 双手叉腰，挺直腰背，双腿盘坐。

2 | 头轻轻前弯、后仰、靠左、靠右转动。然后由前→左→后→右方向绕转4圈，再由前→右→后→左方向绕转4圈（转动时肩颈自然放松）。

肩部热身

1 挺直站立，双腿并拢，双手自然垂放。

2 左手轻松搭于左肩上，由前往后转4圈，再由后往前转4圈。

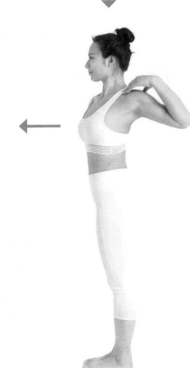

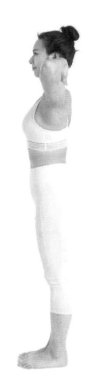

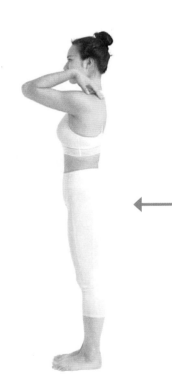

3 左手自然垂放，换右手轻松搭于右肩上，由前往后转4圈，再由后往前转4圈。

胸背热身

1 双手叉腰，双腿并拢。

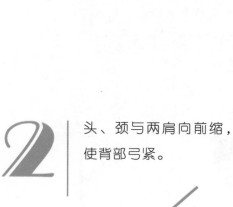

2 头、颈与两肩向前缩，使背部弓紧。

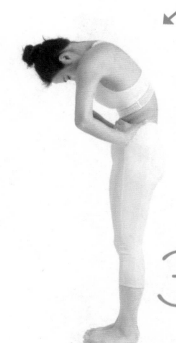

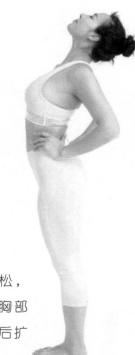

3 扩胸后仰，颈部放松，手肘尽量向后，使胸部扩开。如此前缩、后扩重复练习4次。

转臀热身

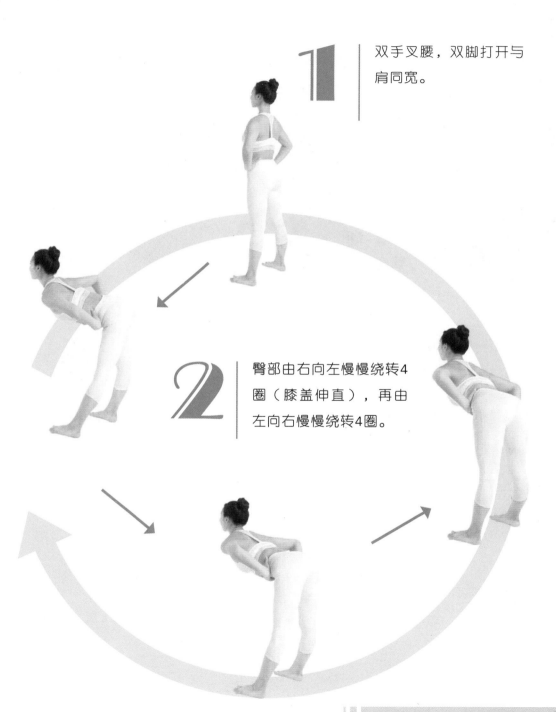

1 双手叉腰，双脚打开与肩同宽。

2 臀部由右向左慢慢绕转4圈（膝盖伸直），再由左向右慢慢绕转4圈。

扭转热身

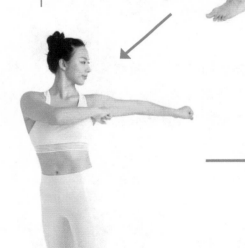

1 双脚打开与肩同宽，双手于胸前各自紧握，手肘张开与胸同高。

2 先往左后方扭转（腰背保持平直）。

3 再往右后方扭转。

瑜伽放松术，
让身心都得到放松

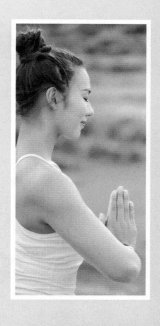

僵蚕式

僵蚕式是最常见的放松姿势，有时也称作"僵尸式"。这意味着在练习时要保持身体的静止，不能做任何运动。与此同时，精神保持不完全的静止。所谓的不完全静止是指知觉还有意识，可以放松，并让身体和精神得到深层次的调整。

瑜伽放松要求的是身体、意识和心灵的整体放松，而不仅仅指身体上的静止不动。在瑜伽中，放松练习不仅能消除肌肉紧张，还能使身体吸收和整合不同姿势所释放的能量，让你在每一个瑜伽姿势中受益。瑜伽放松也是瑜伽修炼中的重要环节，只有经过训练，才能够在需要放松时快速进入状态，使身心更快地恢复活力。

1 完全平躺在地板或者垫子上，头摆正，后脑勺触地，双脚分开与肩同宽，双手臂与身体分开约45°，掌心向上。

2 闭上双眼。全身完全放松，缓慢而深长地呼吸。

鱼戏式

鱼戏式是一种很好的放松姿势，经常练习可以有效地治疗失眠，缓解过度紧张的情绪。这个姿势能使腹部得到温和的按摩，促进消化，有助于改善消化不良和缓解便秘，还能放松双腿的神经，消除坐骨神经痛。

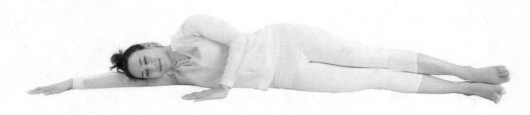

1 身体向右侧侧卧，右臂伸直，将头枕在右大臂上，左手自然放于体侧或体前。

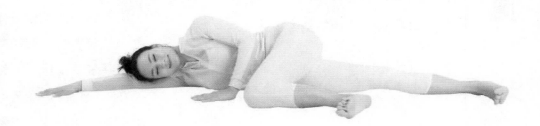

2 弯曲左腿，使左小腿与右腿垂直，左脚放于身体前地面上。全身放松，自然而均匀地呼吸。

大拜式

大拜式能够放松和调理神经系统，舒展腰部和背部的肌肉群，放松肩、髋和膝关节。

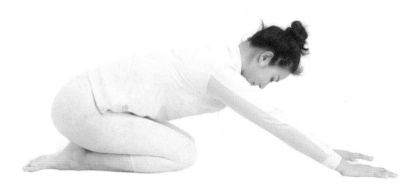

1 跪坐，臀部坐于脚跟上，脚背着地，手臂前伸。

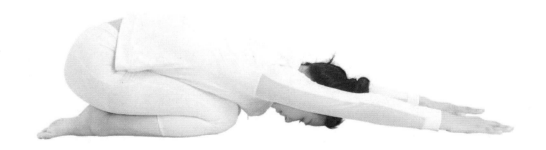

2 额头触地，深呼吸，胸、腹与大腿紧密贴合，全身放松。

婴儿式

婴儿式是模仿胎儿在母体中休息放松时的姿势。练习时，膝盖蜷缩在胸部下面，用腿支撑上半身的重量，让人感觉十分舒适。在俯身前倾的过程中，该式能对背部肌肉和脊椎起到很好的放松作用，能帮助迅速减轻压力。

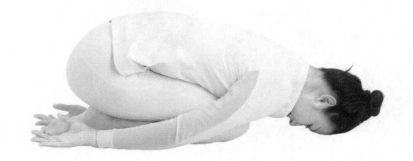

1 跪坐，臀部坐在双脚脚后跟上，将上体向前向下弯曲，直至额头触及膝盖前的地板。

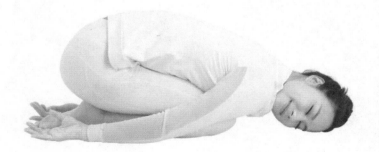

2 当额头触地时，把头偏向一侧，侧脸颊贴地休息。双臂自然放于身体两侧，掌心向上。

动物放松式

这是一个模仿动物休息的放松体式，它能使后腰顺畅柔和地伸展，放松腹部肌肉群、肩部、髋部等，调养脊柱内神经系统，有助于血液回流脑部，缓解脑部疲劳。

1 双腿伸直并拢坐于地面上，屈左膝，左脚掌紧贴右大腿内侧，将右腿向后弯曲，右膝盖指向身体正右方，上体转向左膝盖指的方向。

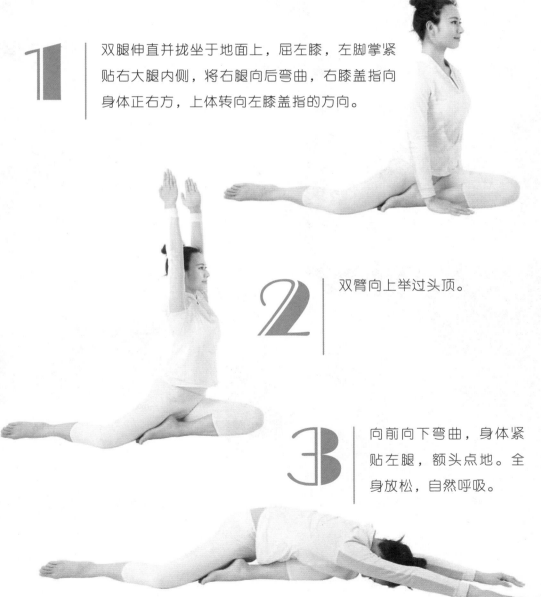

2 双臂向上举过头顶。

3 向前向下弯曲，身体紧贴左腿，额头点地。全身放松，自然呼吸。

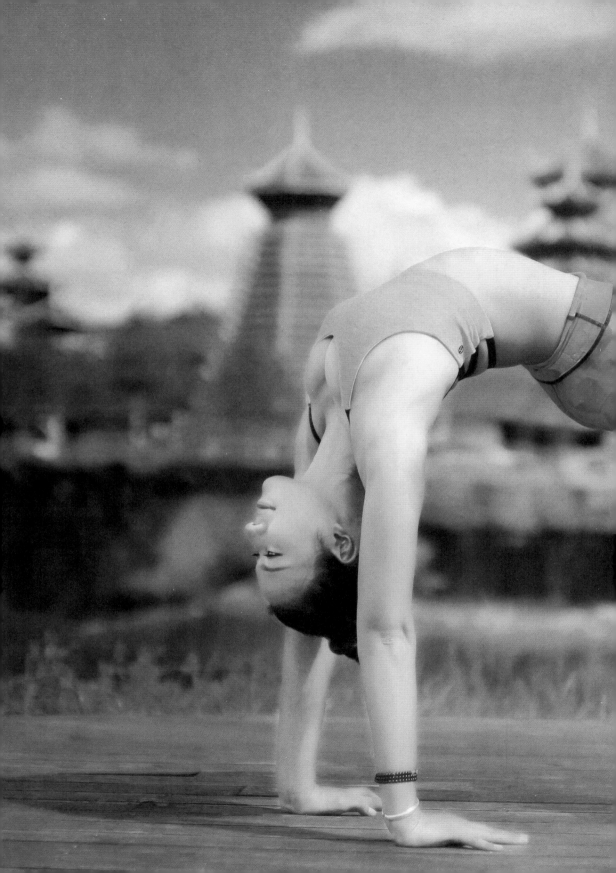

PART

3

排毒美颜瑜伽，
"无毒"才能
轻盈美丽

生活之于聪慧的女人，是
一首灵动婉转的乐曲，瑜伽修行
是乐曲中最动人的音符；生活之于优
雅的女人，是一部扣人心弦的电影，瑜
伽的姿态是最令人着迷的镜头。美人
们，静下心来，伴随着清晨的第一声
鸟鸣，伴随着睡前的静谧烛光，
将排毒瑜伽做起来吧！

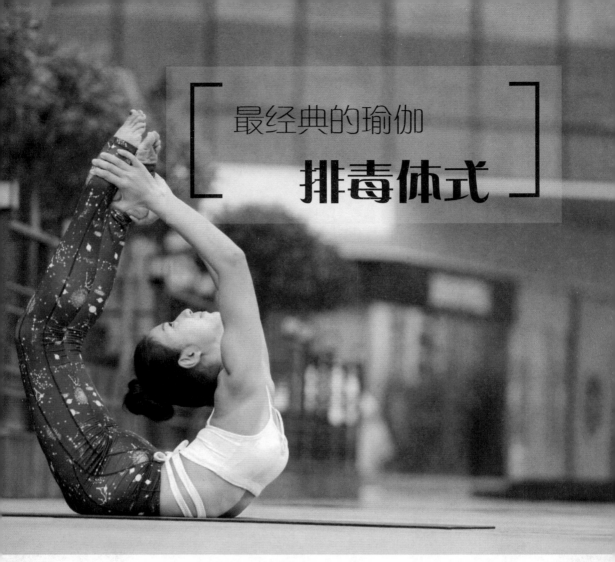

最经典的瑜伽
排毒体式

　　每天长时间的工作会让你觉得压力很大吧，千万不要忽视了这个时候我们体内会积聚很多毒素哦，这些毒素一旦没有排出去，我们就会很容易感到疲倦、精神紧张、食欲欠佳。我们女人讨厌的皮肤粗糙、脸色暗黄也就接踵而至了，想想是不是觉得很可怕？所以排毒对女性来讲是非常重要的，当体内的毒素都排干净后，肠胃蠕动也更有规律，我们的气色和肤质自然会得到改善，身体会感觉轻盈起来，整个人也会更加有活力哦。下面奉上瑜伽冠军所推崇的经典瑜伽排毒体式，姐妹们要学起来哦！

坐山式

功效

此动作能提升横膈，给双峰一个向上的牵引力，有效防止乳房下垂，美化胸部曲线，还能缓解肩部疾病和僵硬感，增强肩部的灵活性。

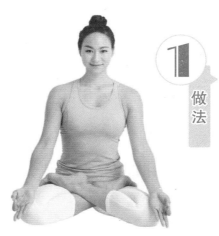

1 做法

以莲花坐姿坐于瑜伽垫上，脊椎挺直，双手呈莲花指样放于双膝上。

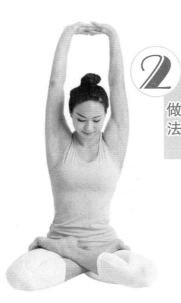

2 做法

双手十指交叉于胸前，吸气，双臂向上伸直，高举过头顶，翻转掌心，掌心朝上，尽量让双臂向上伸展。呼气，低头，尽量使下颌靠近锁骨。

3 做法

吸气，头部回到原位。呼气，双手慢慢松开。

磨豆功

功效

此动作可以充分并均匀地按摩腹部器官，滋养肾脏，消除腹部脂肪和便秘，锻炼腹肌，帮助肠胃排毒，并活动髋部，滋养骨盆，同时手臂的拉伸还能刺激腋下淋巴排毒。

1 做法

坐立，双腿向前伸直并拢。吸气，双手交叉握拳，双臂伸直平行于地面。呼气，在保持双臂平行于地面的情况下，上半身尽量向前倾。

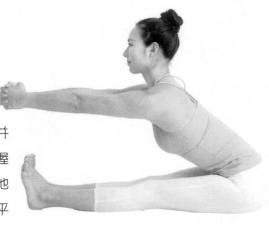

2 做法

吸气，双臂带动躯干向右移动，身体随之向右倾。

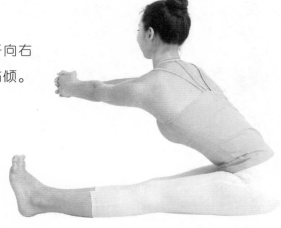

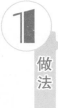

3 做法

双臂带动躯干向后绕，身体也向后倾。

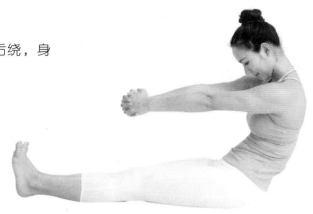

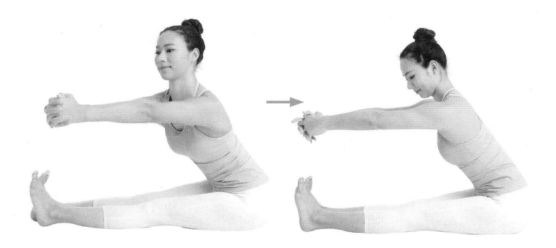

4 做法

再由双臂带动躯干向左，以顺时针磨豆子的姿势重复绕圈3~5次。呼气放松，身体还原。

Tips

在练习过程中，应始终保持两侧坐骨重心的平均下沉，让脊柱更好地前后左右转动。当手臂向前时应尽量按摩到腰腹，向后时则尽量收紧腹部肌肉，效果会更明显。

半月式

可以消除腰侧、臀部外侧过多的脂肪，有助于改善双腿血液循环，强壮脊椎骨的下部区域，能使脊椎得到很好的伸展，还能刺激肾脏，增强肾脏功能。

1 做法

站立，双脚向外展开，双臂自然放于身体两侧，眼睛平视前方。

2 做法

右脚向右转动90°，左脚脚尖微微内收。吸气，身体向右侧弯曲，直到右手抓住右脚脚踝。左手臂指向天空，头部转向左边，眼睛望向上方。

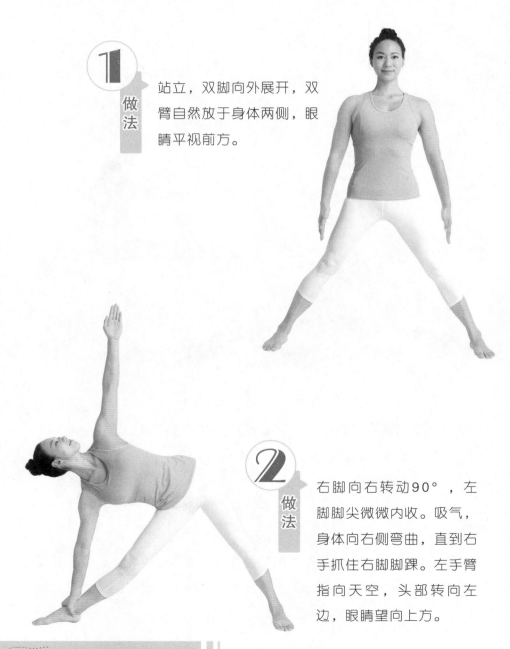

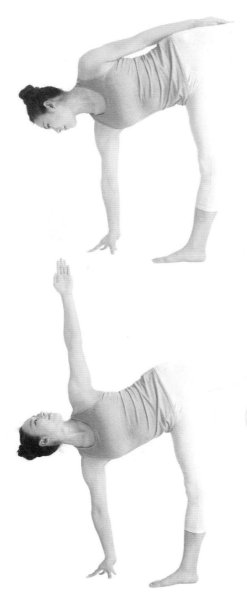

③
做法

呼气，右手手掌移到右脚前一步远的地方，将左手放在左髋上，左腿向上抬高，保持该动作10秒钟。

④
做法

呼气，身体稍微向前倾，以右手右脚支撑身体，左手臂指向天空，头部左转，眼睛望向左手的方向。保持姿势20秒钟，回到初始姿势，然后换一侧重复练习。

Tips

　　练习中保持手臂伸直。此瑜伽体式很考验身体的平衡力，如果做不好千万不要勉强。

桥式

功效

加强背部的力量，减少腰痛，消除腰部脂肪，增强肾脏功能；另外可以促进腹部的血液循环和胃肠蠕动，缓解腹部胀气，提升消化功能。

1 做法

仰卧，双腿并拢伸直，双臂放于身体两侧，掌心贴地。

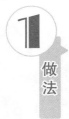

2 做法

屈膝，双脚脚后跟靠近臀部，双手前伸，靠近双脚。

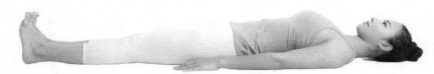

3 做法

深深地吸气，抬起上半身、臀部及大腿，双手扶在腰侧以保护腰部。用双肩和双脚撑地，收紧臀部肌肉。保持数秒，呼气，身体慢慢还原。

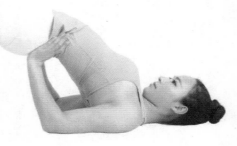

猫式

可以使背部、肩部和胸部都得到锻炼，收缩腹肌，使脊柱更加有弹性，有助于缓解痛经和改善月经不调，防止子宫下垂。

1 做法

跪立，双手分开一肩宽，手掌撑地，双腿分开一个髋部宽，双臂与大腿垂直于地面。

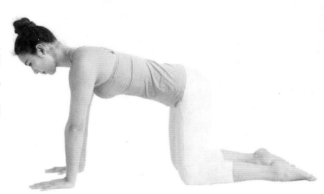

2 做法

吸气，抬头，臀部抬高，髋部下低，眼睛向上看。

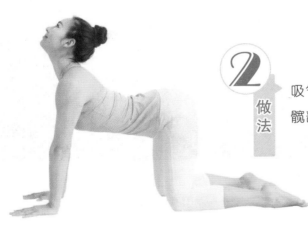

呼气，低头，含胸弓背，眼睛看着腹部，头、颈自然下垂。重复练习5次。

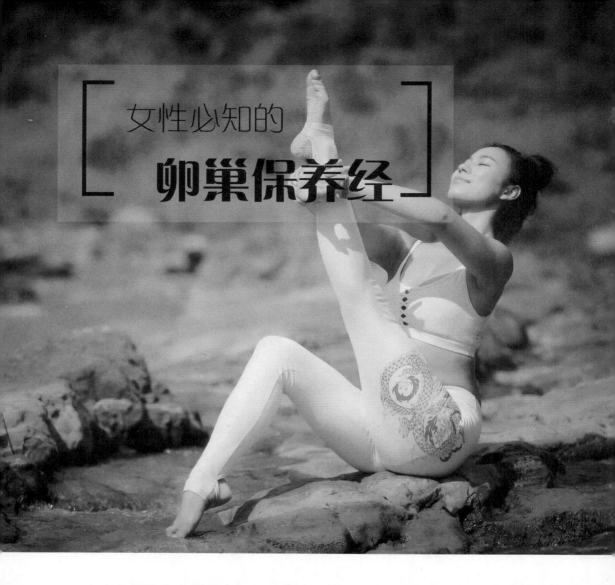

女性必知的卵巢保养经

　　女人年轻的秘密在于体内激素的浓度与平衡，而卵巢又是分泌雌性激素的重要器官。卵巢保养得好的话，不仅使女人的皮肤白里透红、水嫩有弹性，还能使胸部更加丰满。卵巢保养得好的女人，就算是过了中年也不容易显老。美人们，卵巢保养宜早不宜晚哦！中医学说女性气血不分家，瑜伽的呼吸，有利于把腹部的浊气排空，吸气的时候让气流流入腹腔，有助于气血通畅，从而起到滋养卵巢的功效。调节内分泌，提高雌激素水平，从根本上调养经血，才是女人拥有娇美容颜的根本。下面几个体式，爱美的美人们赶紧学起来吧！

蝴蝶式

功 效

锻炼骨盆，促进血液循环，活血化瘀，保养子宫。也有助于减轻经期的不良反应。孕妇经常练习这个体式，有助于顺利分娩。

1 做法

臀部坐于地面上，两脚掌相对，双膝向两侧打开。双手交叉抱双脚。脚跟尽量接近会阴。脊背舒展，双肩下沉，保持束角式。

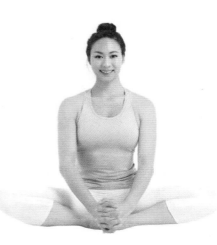

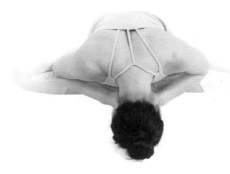

2 做法

呼气，以腰部为支点，身体前倾，慢慢使整个上体和前额尽量贴近地面，保持深腹式呼吸4~8次。

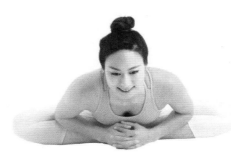

3 做法

吸气，以腰部为支点，慢慢抬起整个背部，伸直脊柱，放松。

金刚伸展式

这个体式的练习可以强健骨盆及放松坐骨神经，经常锻炼可以增加子宫、卵巢四周的肌肉弹性，清理和排除生殖系统的毒素，刺激激素的正常分泌。

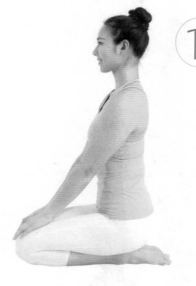

1 做法

双腿并拢，臀部跪坐在脚跟上，双手放在膝盖上。

2 做法

吸气，双手向上抬起，手指尽量向上伸展。

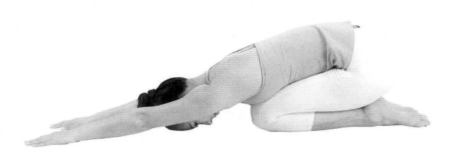

3 做法

呼气，身体向下伏地，手臂与身体始终保持在一个平面上。

4 做法

吸气，起身，手臂向上伸展，呼气放松。

Tips

每个动作做到自己的极限即可，不必勉强。

手抱腿式

帮助舒展髋关节，促进骨盆血液循环，增强肌肉的弹性，使其保持健康。保养子宫，调理月经，保养卵巢。

1 做法

臀部坐于地面上，左腿向前伸直，将右脚放于右肘内。双手在右小腿前交叉抱腿。

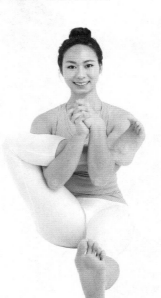

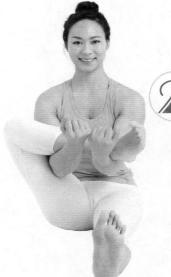

2 做法

吸气，腰背舒展，呼气，双手抱右小腿贴近胸部。右小腿尽量平行于地面。

3 做法

保持呼吸6~10次，而后换另一侧。

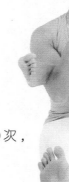

祈祷式

功效

促进骨盆区域的血液循环，保养子宫，治疗痛经。有利于缓解手脚寒凉、腰酸等症状。

1

做法

蹲在地面上，双脚掌向两侧打开，脚跟离地，双脚脚跟相对。膝盖向两侧打开，腰背舒展向上，臀部坐在脚跟上，会阴向下垂直于地面。

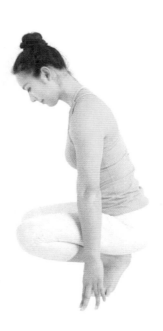

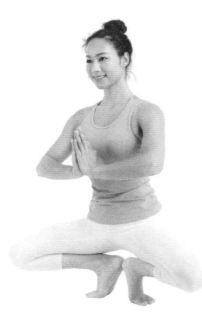

2

做法

双手合掌于胸前，双肩下沉，保持呼吸6~10次。

虎式加强式

保养生殖器官，有很好的排毒作用。减少大腿、臀部脂肪的堆积，也是产后妇女极好的恢复身材的体式。

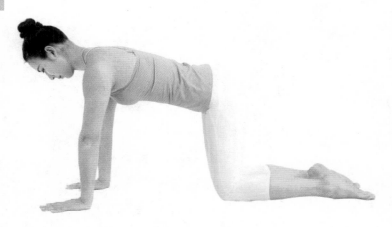

1 做法

双膝跪地，大腿垂直于地面，小腿、脚背贴地。双臂分开与肩同宽，垂直于地面，双手掌撑地，腰背平行于地面。

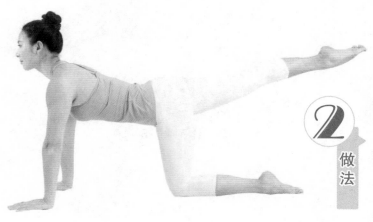

2 做法

吸气，右腿向后上方伸展，臀肌收紧。抬头，眼睛看前方。

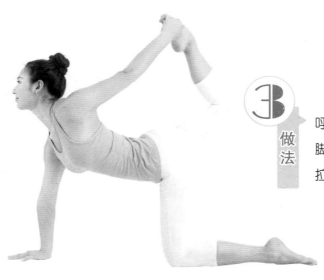

3
做法

呼气，屈右膝，左手抓右
脚脚背。左臂和右腿向上
拉伸。

做法

保持呼吸6~10次，放松
后换另一侧。

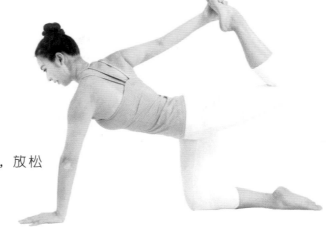

简易水鹤式

功效

这个体式可以刺激女性卵巢、男性的前列腺，对于生殖腺体有很好的保养作用；骨盆区域循环旺盛，可防治月经不调；此式还可以减少下腹赘肉，放松髋关节使其灵活，减轻坐骨神经痛。

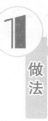

1 做法

坐在垫子上，双腿并拢，向前伸直。

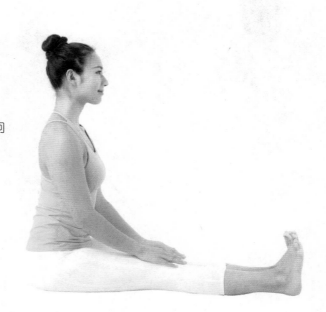

2 做法

双腿向两侧分开，脚掌与地面保持垂直。双手指尖向前伸直，掌心悬空向下放于体前。

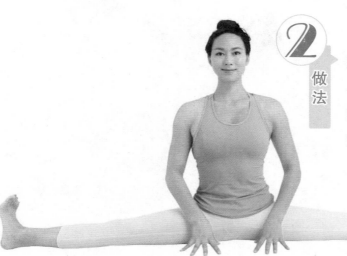

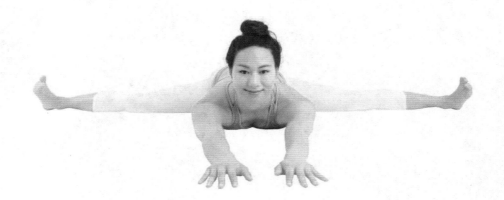

3 做法

呼气，向前推送手臂，直到身体极限。吸气，小腹与胸部尽量贴向地面。深呼吸，保持此姿势几秒钟。

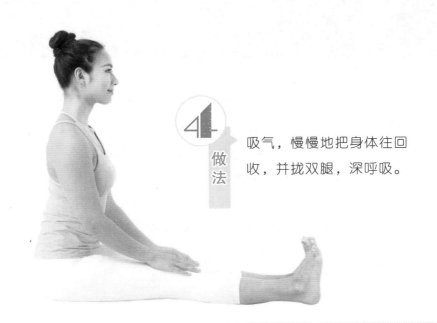

4 做法

吸气，慢慢地把身体往回收，并拢双腿，深呼吸。

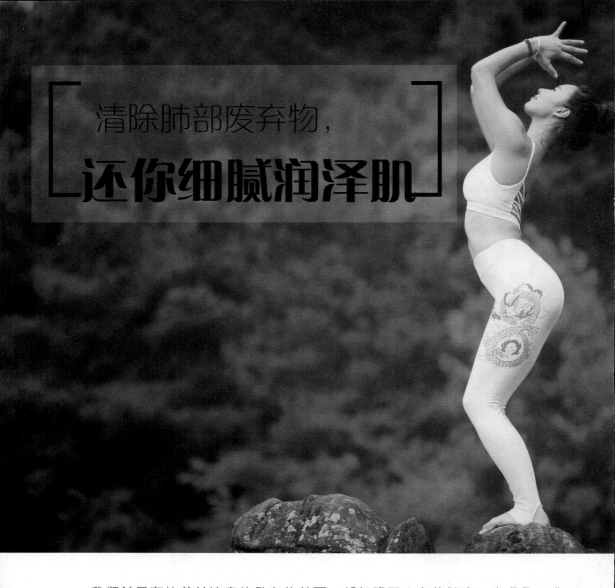

清除肺部废弃物，
还你细腻润泽肌

　　我们总是在忙着关注身体外在的美丽，却忽略了内在的健康。有多久，我们没有好好深呼吸一次了？有多久，我们没有好好沉醉于郊外清新的空气了？呼吸是我们每天的必修课，呼吸也是生命的标志。我们人体的呼吸道比较狭长弯曲，空气污染等诸多因素使得我们的呼吸道受到了不同程度的伤害。大多数女性的呼吸都比较浅，而呼吸的深浅是直接影响我们容颜的。肺主呼吸，下面几种瑜伽体式，有利于增强肺功能，能够清除肺部新陈代谢残留下来的废弃物。当我们的呼吸变得沉静悠长，我们的心情也就越加平静安宁，皮肤也就越加细腻润泽了！

鸵鸟式

伸长颈部的动作有助于消除颈部细纹，从而起到美化和拉长颈部的作用。

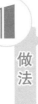

做法

双脚分开站立，保持与肩同宽。吸气，尽量挺拔上身，将重心放于双脚脚掌上。

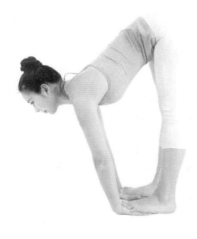

做法

呼气，上身俯身向下，双手放于脚尖处。保持腿部绷直，眼睛望向前方，臀部向上挺。

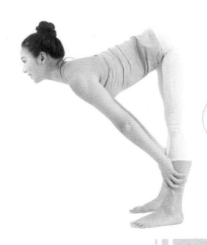

做法

调整好呼吸，双手握住小腿，然后身体慢慢恢复至初始动作。

简易鳄鱼式

有助于除去身上多余的脂肪，强健全身肌肉，重塑身体曲线。同时有助于清洁呼吸系统，调节平衡体内各系统功能，增强免疫力，驱除体内废气。

俯卧，双肘撑地，双手托住下颌。

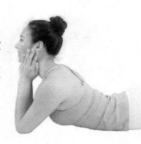

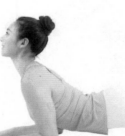

双掌平放在胸前两侧，两肘紧靠身体，指尖朝前。呼气，收紧腹部，撑起身体离地，使用双肘及脚尖支撑身体。维持此姿势，做3~6次深呼吸。

吸气，慢慢将全身放回地面，侧脸颊贴地休息。

英雄式

功效

该体式可以使手臂得到充分的伸展，放松肩关节，缓解肩颈部肌肉酸痛；伸展背阔肌，扩展胸肌，能促使女性胸部的二次发育。

1 做法

吸气，跪立，双膝并拢，臀部坐在双脚之间的地上，双臂自然垂放于体侧，目视前方。

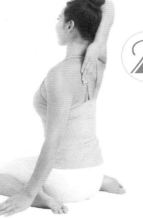

2 做法

呼气，右臂高举过头，屈肘，右肘肘尖放在头顶后方，右手掌心贴背。

3 做法

左臂向后弯曲，左掌向上伸展，右掌向下拉伸，使左右手于背后上下相扣。自然呼吸，保持数秒。

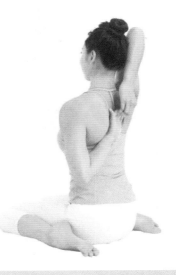

鹤禅式

功效

舒缓紧张不安的情绪，使身心得到极大的放松，增强心肺功能，加强人体的平衡与协调能力。

1 做法

站立，双腿伸直并拢，腰背挺直，双手于胸前合十，眼睛平视前方。

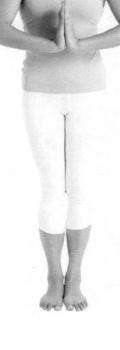

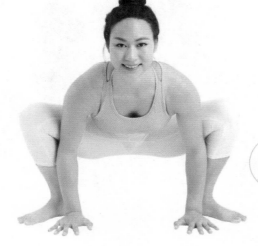

2 做法

双腿分开，身体缓缓往下蹲，双肘张开，双臂放于膝盖内侧。

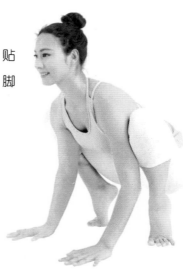

3 做法

吸气，手臂下垂，手掌贴地，并用力将双膝撑开，脚跟抬起，眼睛平视前方。

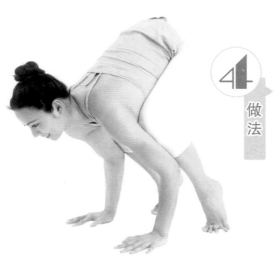

4 做法

呼气，身体向前倾，双肘贴合双膝，膝盖抵住两侧腋窝，臀部翘起，将身体的重量落在手掌和脚尖上。

5 做法

吸气，将背部和臀部向上伸展，顺势抬起双脚离开地面，以手臂的力量支撑身体，呼气，保持此姿势10秒钟，然后缓缓放下双脚，放松全身。

头倒立式

加强颈部、肩膀、背部和手臂肌肉的力量；增强双肺的功能，增加肺活量；缓解地心引力所造成的压迫，使内脏器官得到休息。

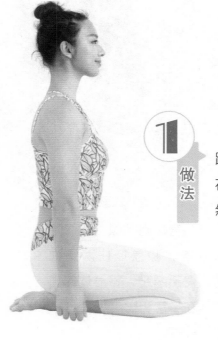

1 做法

跪坐，双腿并拢，臀部坐在双脚脚后跟上，双臂自然垂放于体侧；吸气。

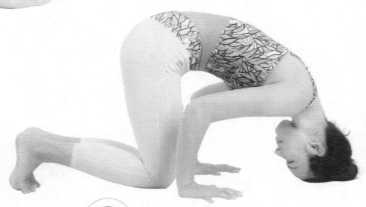

2 做法

呼气，上半身前屈，头顶点地，双手于身体两侧撑地；吸气，臀部抬高至大腿与地面垂直。

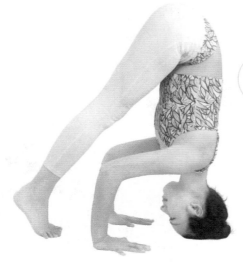

3
做法

呼气，伸直双腿向前，让上半身垂直于地面。

4
做法

头顶着地，双脚离地，慢慢地向上伸直双腿，膝盖绷直，保持身体平衡。自然呼吸，保持数秒，然后双腿慢慢放下，身体还原至初始姿势。

 Tips

　　这个姿势需要在教练的指导下进行，头部切勿随意转动，否则容易扭伤颈椎。初学者可以选择在墙角练习，墙角的两面墙可以帮助你保持体式的均衡对称。

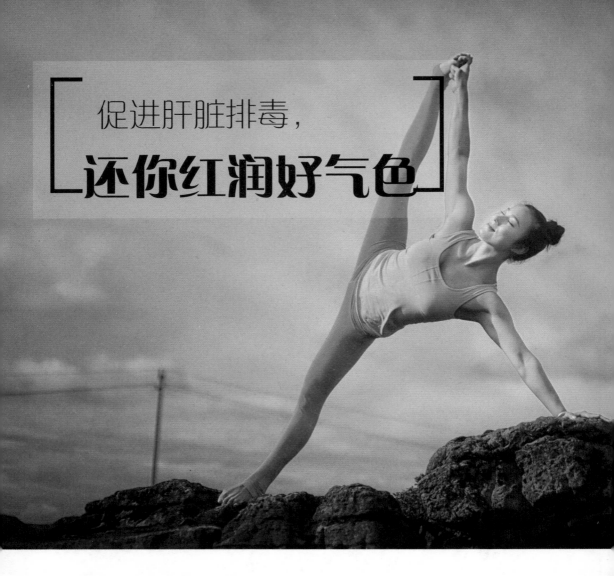

促进肝脏排毒，
还你红润好气色

　　容光焕发，面色如桃花般红润是每个女孩子所期盼的。《红楼梦》里有云："女人是水做的骨肉。"其实，从中医养生的角度来讲，说女人是"血"做的骨肉似乎更为恰当。气血不足在身体上的一个显著表现便是肌肤干涩，头发枯黄。当气血充足，血液循环顺畅，面色自然就红润起来了。肝脏作为人体最大的解毒器官，无疑起着很关键的作用。然而肝脏并不能一直保持很高的效率，它的解毒能力会受到年龄、营养状态、遗传条件等因素的影响，如果肝脏的解毒能力下降，毒素首先会在肝脏内积累，所以促进肝脏排毒很重要哦！下面推荐几种很靠谱的瑜伽体式，可以帮你排出肝脏内的毒素，还你红润好气色。

半鱼王式

可以强健脊柱，帮助调节内分泌，调整女性的生理周期。

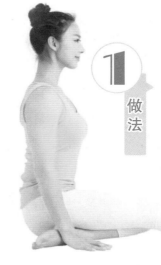

1 做法　坐在地板上，屈左膝，左脚脚跟靠近右大腿外侧，右腿伸直。

2 做法　深呼吸，屈右膝，右脚跨过左腿，放于左膝外侧。

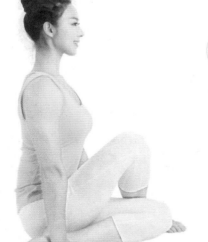

3 做法　深呼吸，向右转体，左肘放于右膝外侧。右手放在地上，保持3~5次腹式深呼吸。吸气，放松回到初始姿态。

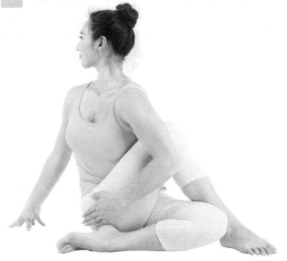

圣光调息式

此动作能使头脑变得清晰，还可以清洁鼻腔；增强肝脏功效，使体内毒素排出。

1 做法

以舒适的坐姿坐好，闭上双眼，调整呼吸，放松身心。

2 做法

伸出左手，将食指、中指放于眉心处，大拇指、无名指放于鼻翼两侧，先用无名指盖住右鼻孔，用左鼻孔做腹式呼吸，完成10次完整呼吸后，深深地吸气，关闭两鼻孔，屏气3~5秒后放松手指，用喉咙缓慢地呼气。然后再用无名指盖住右鼻孔，重复练习。

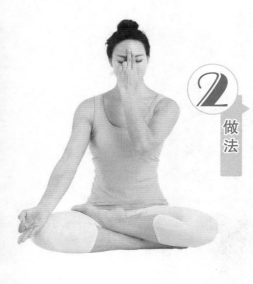

3 做法

最后一次呼气，尽量呼出肺部的空气，关闭两侧鼻孔，做长久的屏气之后恢复正常的呼吸，完成一次练习。然后再换方向做练习。

跪姿舞蹈式

扩展胸部，帮助排出内部脏器中的浊气，净化血液。使腿部得以拉伸，矫正体态。

做法

坐立，双腿伸直并拢，双手置于身体两侧。

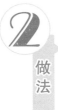

做法

左脚弯曲，左脚掌紧贴右大腿内侧，眼睛凝视前方。

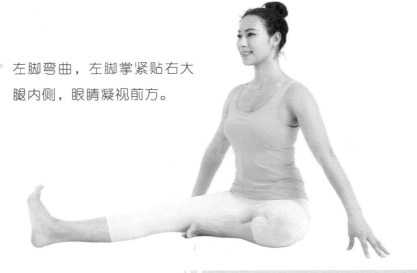

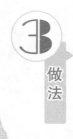

双腿向后弯曲，脚踝靠近臀部。

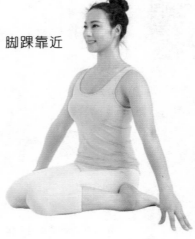

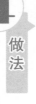

左臂向上伸直，同时右手撑地，将身体慢慢向后仰。

身体向后弯曲，腰腹部收紧且带动臀部离开地面，头部转向右后侧，左手尽量向右后侧伸展。保持此动作30秒钟，呼气放松。

Tips

每天练习时，每回持续数秒，同时保持脊背挺直。

轮式

活络全身气血，美化身体曲线；增强体力及免疫力，滋养面部，预防皮肤老化；完全地伸展和增强脊椎，使身体保持柔软和敏捷。

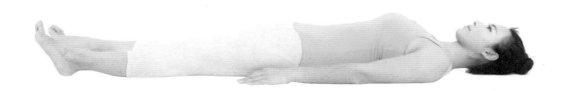

1 做法

仰卧，双腿伸直并拢，双臂自然放在身体两侧，掌心贴地。

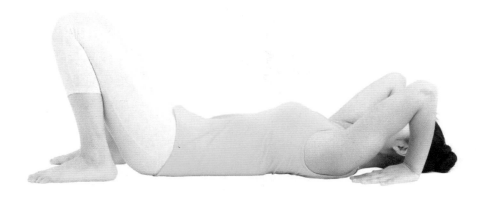

2 做法

吸气，弯曲双膝，尽量将双脚靠近臀部，双手向后放在头两侧的地上，指尖指向双肩的方向。

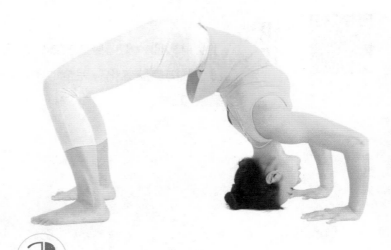

③ 做法

呼气，躯干抬起，使双腿、臀部、背部及头部呈轮状，用双脚和双手掌的力量支撑身体。

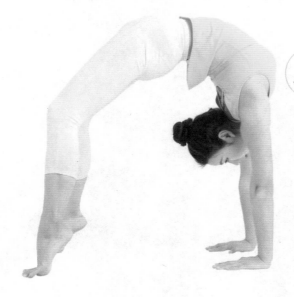

④ 做法

吸气，腰部继续上抬，尽量向上拉伸大腿肌，脚尖点地。保持数秒，呼气还原。

Tips

练习此体式请勿操之过急，也不要勉强，动作完成后，臀肌夹紧，肛门缩紧，腰尽量向上推到有紧实感。练习过程中要感受背部的紧张和腹部的拉伸。

舞者式

功效

扩张胸部，美化体态；强健腿部肌肉；加强腹肌和腰背肌力量，强化肝脏和肾脏功能；增进掌握平衡和集中精力的能力。

1 做法

基本站立，双脚并拢，向后抬起左腿，右手向上伸直，左手抓左脚。

2 做法

吸气，右臂向前向上伸展，抬高左脚，左手抓住左脚。

3 做法

呼气还原，换另一侧练习，身体尽量伸直，眼睛看向手臂伸展的方向。

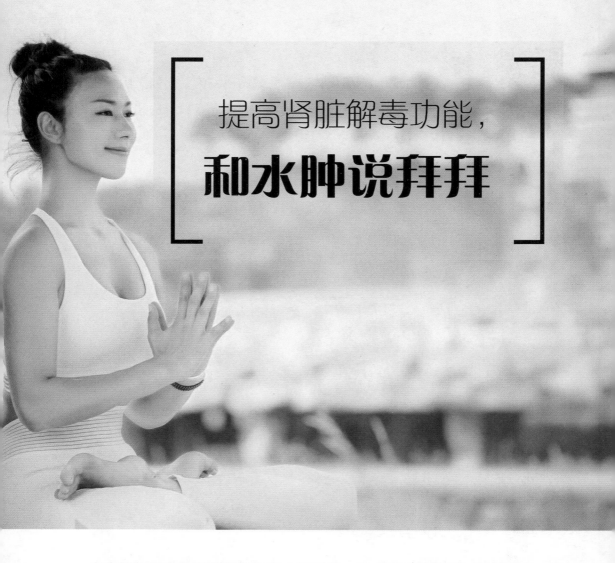

提高肾脏解毒功能，
和水肿说拜拜

　　真正爱美的女人要懂得只有在内在平衡、气血充盈的基础上进行修饰，美才能表里如一，令人赏心悦目。想要青春永驻，想要延缓衰老，那么，养肾才是关键。俗话说，男怕伤肝，女怕伤肾。看来，养好肾对女人来说是何等重要啊！都说美好生活是建立在身体健康的基础之上的，而身体排毒功能顺畅与否又与我们的健康紧密相连。肾脏作为我们身体内的重要排毒器官，能够有效清除我们体内存留的毒素。美眉们，提高肾脏的解毒功能很重要哦，当滞留在体内的水分都排出去了，我们看上去就会不仅变瘦了，气色也会变得很好哦！

铲斗式

这套动作可以加快血液循环，有助于改善面部水肿的现象。常做此套动作还可以缓解眼部疲劳，能使面色红润。

1 做法
站立，双脚分开，脊柱挺直，双臂向上伸直，双手自然放松。

2 做法
吸气，头部缓缓向后仰，身体保持直立。

3 做法
呼气，上身前屈，弯腰时上身应向下方摆动，身体尽量放松。

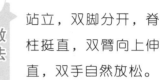

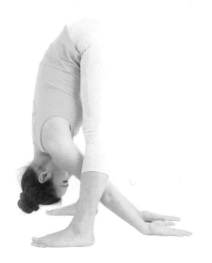
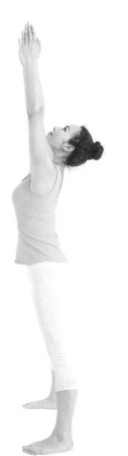
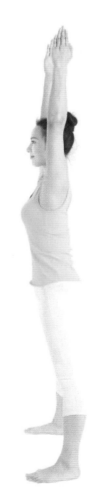

拐杖平衡支撑式

消除侧腰、臀部外侧过多的脂肪，有助于改善双腿血液循环，强壮脊椎骨的下部区域，能使脊椎得到很好的伸展，还能刺激肾脏，增强肾脏功能。

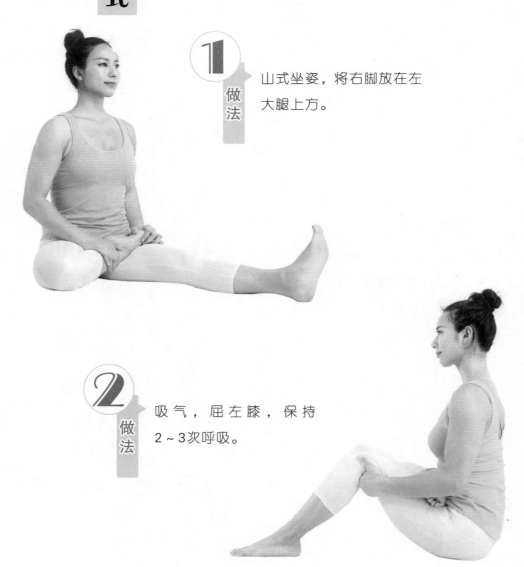

1 做法　山式坐姿，将右脚放在左大腿上方。

2 做法　吸气，屈左膝，保持2～3次呼吸。

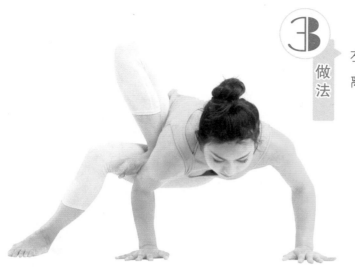

З
做法

左脚触地，双手支撑身体离开地面。

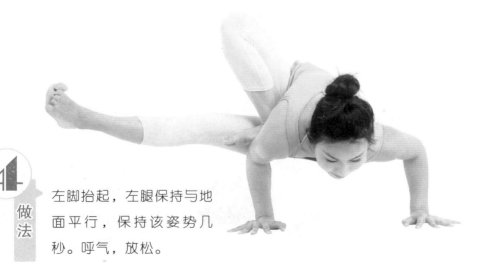

4
做法

左脚抬起，左腿保持与地面平行，保持该姿势几秒。呼气，放松。

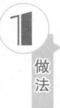

卧十字式

腹部扭转可按摩腹内脏器，有助于加强消化系统和排泄系统功能，清洁肠道，滋养肾脏，提高免疫力。

1 做法

仰卧，双腿伸直并拢，双臂朝身体两侧伸直，掌心朝下，保持平衡呼吸。

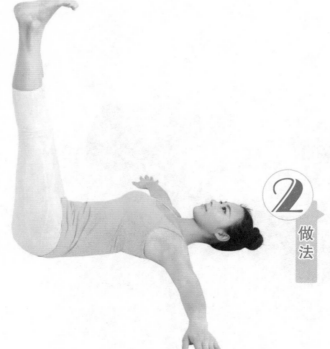

2 做法

吸气，缓缓将双腿抬高，与地面呈90°角，眼睛望向脚尖的方向。

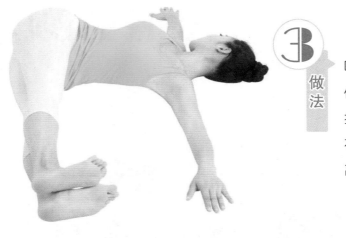

3 做法

呼气，慢慢将双腿朝身
体左侧落下，上半身保
持不动，同时脸部转向
右侧，手臂和肩膀都不
离开地面。

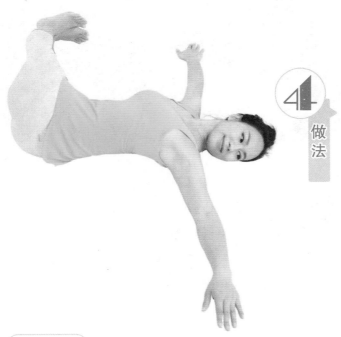

4 做法

吸气，双腿回到正中位
置。呼气，双腿缓缓向
身体右侧落下，将脸部
转向左侧。保持动作10
秒钟后回到初始动作，
再重复练习。

Tips

练习时可以弯曲膝盖，呼气时脚跟尽量向下压，双腿尽可能伸直。

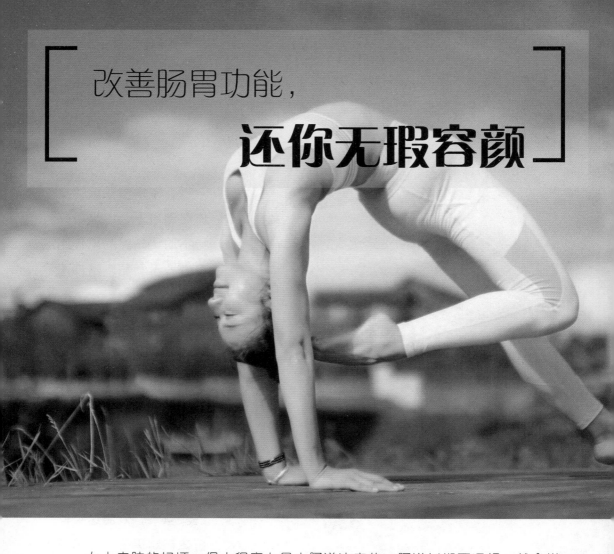

改善肠胃功能，
还你无瑕容颜

　　女人皮肤的好坏，很大程度上是由肠道决定的。肠道长期不通畅，就会带来便秘等一系列问题，不仅影响身体健康，还损害容颜。都说便秘的女人老得快，仔细想来，是很有道理的。试想，如果长期便秘，那么肠道内便会堆积大量毒素，而这些毒素又会反复地被肠道吸收，通过血液循环到达我们身体各个部位，最终导致皮肤粗糙、面色晦暗。把肠道清洁干净了，我们的身体也会轻盈起来，每天练习瑜伽能帮助便便通畅哦！

　　下面几种瑜伽通过体式来改善肠胃功能，以一种更健康的方式来解决便秘、清洁肠道。姐妹们学起来吧，肠道越干净，肤色越靓丽哦！

骆驼式

功效

刺激肠胃，从而促进消化、消除便秘。同时还能清洁呼吸系统，驱除体内废气。

做法 1

跪立，双腿分开与肩同宽，吸气，腰背挺直。

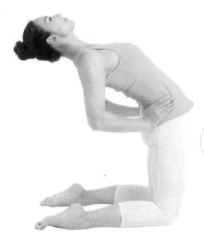

做法 2

双手放于后腰，呼气，身体慢慢向后仰。

做法 3

直到双手抓住双脚，放松头部，髋部前送，脊柱向前推，尽量让大腿同地面垂直，保持数秒，自然地呼吸。

半莲花扭动

功效

清洁身体内部器官，可以帮助血液循环，去除体内废弃物和瘀血。

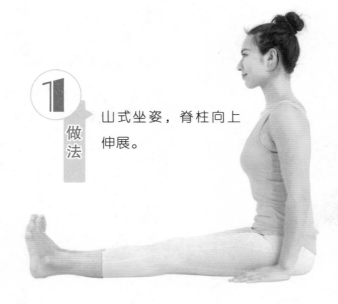

1 做法

山式坐姿，脊柱向上伸展。

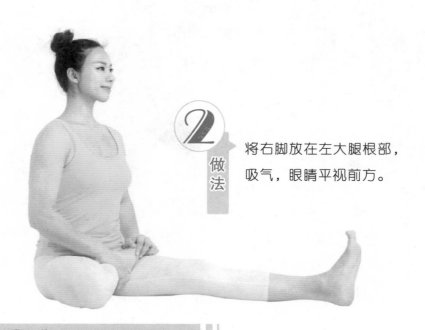

2 做法

将右脚放在左大腿根部，吸气，眼睛平视前方。

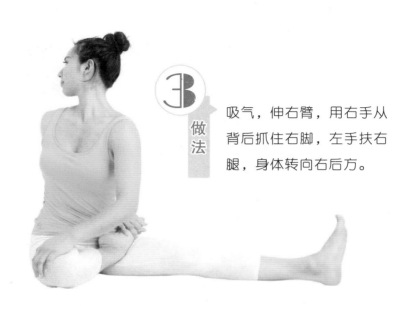

3 做法

吸气，伸右臂，用右手从背后抓住右脚，左手扶右腿，身体转向右后方。

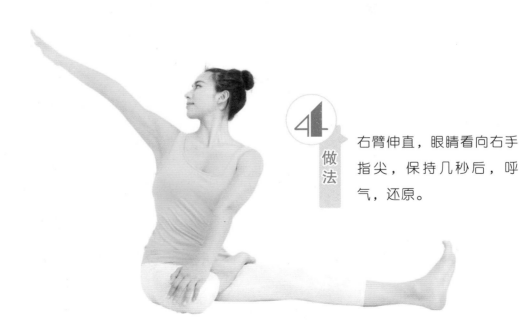

4 做法

右臂伸直，眼睛看向右手指尖，保持几秒后，呼气，还原。

门闩式

舒缓后背肌肉，缓解脊柱僵硬等症状；充分活动侧腰，紧实腰腹部线条；按摩腹腔脏器，促进体内毒素代谢；刺激肾上腺，预防膀胱炎。

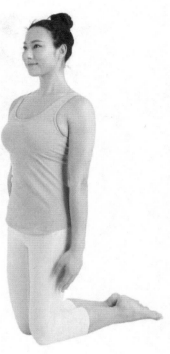

1 做法

跪立，双膝并拢，双脚脚踝并拢，双臂自然垂放于体侧，腰背挺直，目视前方。

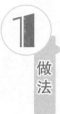

2 做法

吸气，右腿伸向右方，让右脚与左膝处于同一条直线上，右脚尖指向右方，右膝不要弯曲。双臂上举，双掌于头顶合十。

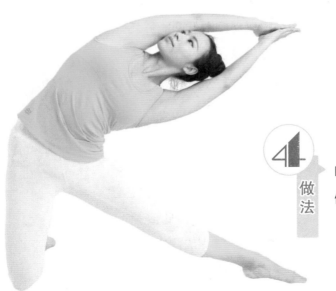

3 做法

呼气，将躯干和右臂屈向右腿，左上臂贴近左耳，尽量向右侧下压，头部在双臂之间，保持数秒。

4 做法

呼气，身体还原，换另一侧练习。

鹭式

功效

按摩腹部脏器，使其受到滋养，对腹直肌和肠道有益，有助于治疗便秘，促进肠道内的毒素排出，对呼吸系统和消化系统均有益。

1 做法

坐姿，腰背挺直，双腿并拢伸直，左腿屈膝，大小腿内侧紧贴，左脚置于臀部旁边，脚背贴地。双手置于身体两侧，手指尖着地。

2 做法

吸气，双手握住右脚掌，使右腿向上抬起。呼气，右腿慢慢向上伸直，膝盖和脚尖绷直。

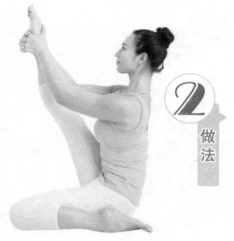

3 做法

双手抱住右脚踝尽量向身体靠拢，使头部、胸部、腹部贴近大腿和小腿。保持此姿势10秒钟后慢慢将腿放回原位，换另一侧进行练习。

炮弹式

此式能按摩腹内脏器，有效清除体内废气，净化周身血液，帮助肠道排出毒素，从而起到缓解便秘、排毒养颜的作用。

1 做法

仰卧，双腿伸直并拢，手臂自然放于身体两侧，掌心朝下，保持均匀呼吸。

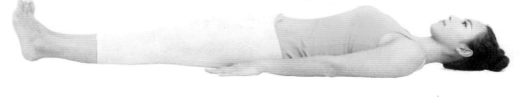

2 做法

吸气，双腿弯曲，大腿尽量靠近腹部，小腿绷直，双手环抱膝盖。

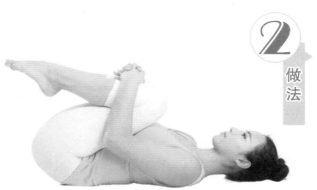

3 做法

呼气，将双腿尽量拉向身体。向上抬头，使头部和肩部离地，额头触碰到膝盖。保持姿势20秒钟，慢慢将头部放回地面，放松全身。

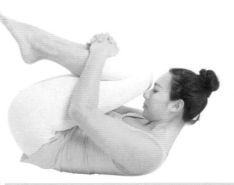

美人鱼式

此式刺激到了颈部的甲状腺，还有胸部的胸腺和腹部的胰腺等，从而能促使激素分泌，有助于调节内分泌，并能塑造颈部美丽曲线。

1 做法

坐于地上，腰背挺直，双腿伸直，双手放于大腿上，眼睛平视前方，保持自然呼吸。

 做法

身体向后倾，双肘弯曲，用肘部撑于地面上，上臂尽量垂直于地面，下臂贴于地面上，双手于身体两侧贴近臀部。

 做法

将头、颈、背后仰，以头顶着地面，尽力伸展颈部，使下颌指向天空，然后用力反弓起腰、背。保持此姿势10秒钟后再缓缓还原动作。

简易船式

可以增加腹部的血液循环，能够充分按摩肠道，加快肠道蠕动，改善消化功能，有助于消灭肠胃中的寄生虫。

1 做法

坐立，腰背挺直，双腿伸直并拢，双手臂自然展开垂于体侧，手指触地。

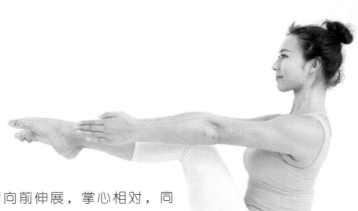

2 做法

吸气，双臂向前伸展，掌心相对，同时双腿离地，弯曲双膝，让小腿与地面平行，双脚并拢夹紧，保持10~20秒；呼气，慢慢还原。

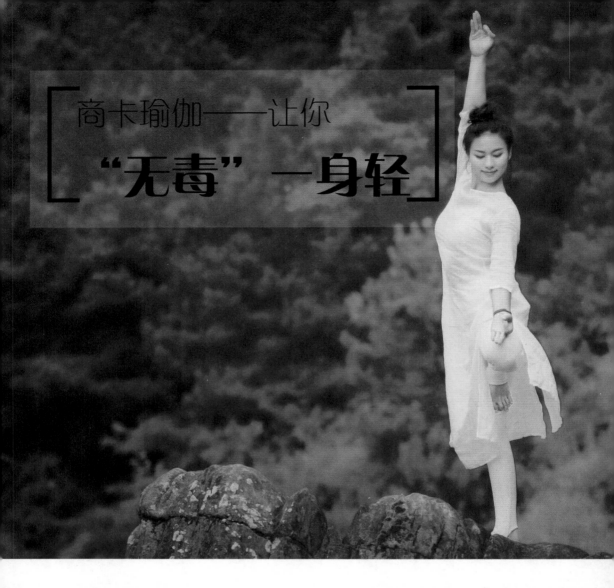

商卡瑜伽——让你
"无毒"一身轻

我们的瑜伽冠军这次给大家带来的排毒瑜伽是商卡瑜伽，也就是瑜伽清肠排毒法。如果非专业瑜伽修行者练习的话，整个过程就没有太多讲究啦，可以每周每月做。那么练习商卡瑜伽到底有什么好处呢？好处多着呢。首先，它可以刺激肠胃蠕动，恢复肠道功能，消除便秘、身体倦怠，以及由此而引起的肥胖。其次，它还可以清洁面部皮肤，消除色斑、痘痘、面色晦暗以及面部水肿。对于提高免疫力、缓解精神压力、培养健康的饮食习惯也是大有裨益的。总之是好处多多啦！

摩天式

此体式可以拉伸肩臂及腿部，美化肩臂和腿部的线条，还可以刺激肠胃蠕动，帮助排除毒素。

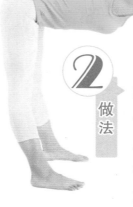

 1 做法

挺身直立，双脚开立与肩同宽。吸气，双手从体侧向上，在头顶交握，翻掌，掌心向上，同时，慢慢抬起脚跟。

2 做法

呼气，脚跟落地，双臂带动上半身向下伸展，直至与地面平行，使整个身体成直角。停留在这个位置上，保持数秒钟。

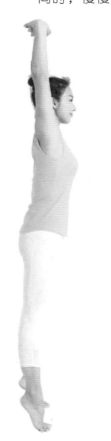

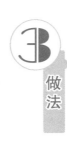 **3** 做法

吸气，抬头，手臂上举。再次抬起脚跟，将整个身体向上伸展。

风吹树式

功效

此体式可以拉伸肩颈和腰部，收紧肩颈及腰部赘肉。左右侧弯曲腰部，还有助于刺激肠胃蠕动，有助于身体排毒。

1 做法

挺身直立，双腿打开与肩同宽。

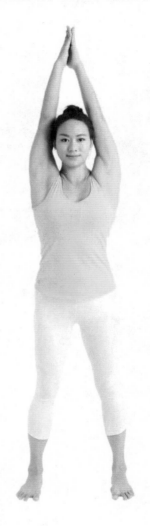

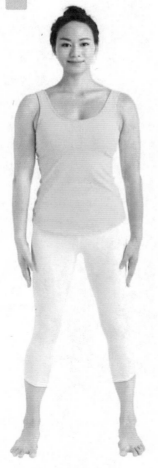

2 做法

吸气时，双手在头顶合十，伸展腹前侧，充分提升胸廓。

做法 呼气，将躯干向右侧弯曲，直到身体的极限。注意收紧腹前侧和两侧肌肉。

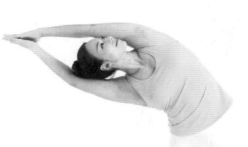

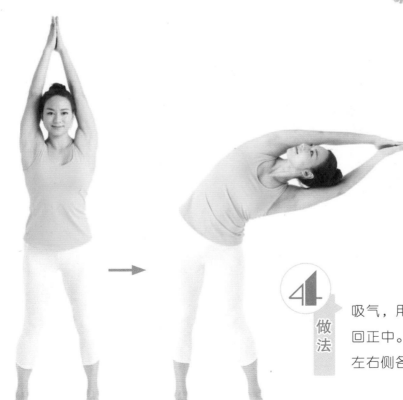

做法 吸气，用手臂将身体带回正中。向左侧弯曲，左右侧各做6~8遍。

腰部旋转式

有效拉伸上半身的肌肉，拉伸完后，会感觉全身轻松、神清气爽。

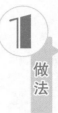

1
做法

挺身直立，两腿分开两肩宽。

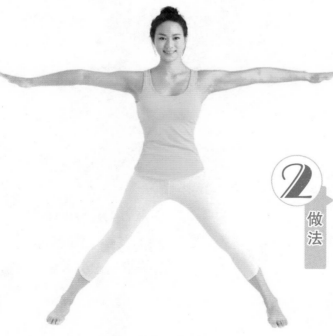

2
做法

吸气，两手从两侧伸展与肩平行。

3 做法

呼气，收紧腹部，同时，从髋关节开始将身体向右扭转，直到身体的极限。左手放在右肩上，右手放在左腰侧，眼睛看向身体的最右处。注意体会腹部的扭转。

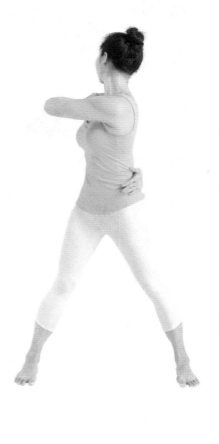

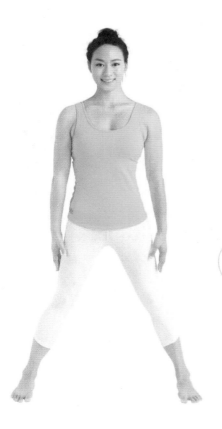

4 做法

吸气，身体回到正中。重复步骤2、3，左右各做6~8遍。

蛇扭转式

这个瑜伽体式能伸展肩部、背部和颈部的肌肉，让紧绷的身体得以放松。

1 做法 俯卧在地上，双手放于肩下。

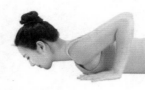

2 做法 吸气，向上向前伸展脊柱，伸展胸廓与腹前侧、颈部后侧，眼睛看向正前方。

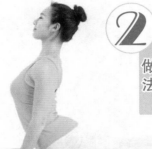

3 做法 呼气，向右转动腰腹部，眼睛看向右脚脚跟的方向。注意收紧腹部，体会腹部的扭转。

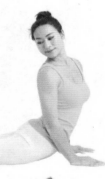

4 做法 吸气，将身体还原回正中。重复2、3，左右各做6~8遍。

鸭行式

功效

一个非常简单的体式，能强化腿部线条，矫正驼背，培养优雅的体态。

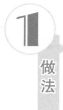

1 做法

蹲姿，双手放于两膝，目视前方。

2 做法

双手扶在双膝上，用脚掌来走路。每走一步，膝盖触碰地面一次。一只脚掌着地时，另一只脚脚尖点地。

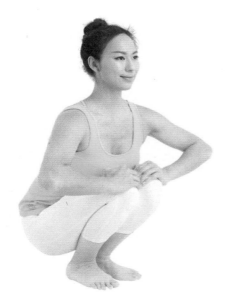

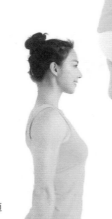

3 做法

双脚交换，用以上姿势蹲步行走10秒后，身体还原至初始姿势。

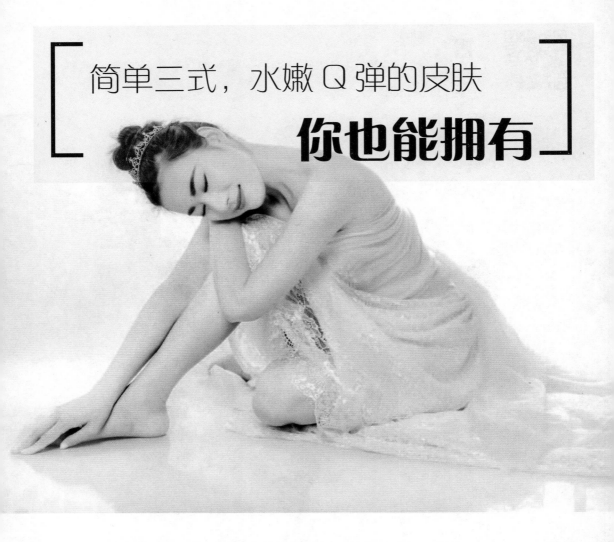

简单三式，水嫩 Q 弹的皮肤
你也能拥有

　　在很多人看来，法令纹代表着苦楚。但是相信身为女人的你，不会喜欢自己脸上也带有这种岁月留下来的深沟吧！然而生活中，皮肤水分不足、保湿工作没做好，都很容易让我们美丽的脸蛋上长出皱纹，让我们看起来饱经岁月沧桑。美眉们，保养要趁早，这样才不会让细纹随着年龄的增长而增加哦！我们在平时的日常生活中就应该养成良好的保养习惯。下面的几种瑜伽体式，能够促进血液循环，提高脸部细胞的活力，预防皱纹的产生。

双角式

可以拉伸背部和肩部，有助于血液涌向头部，能舒缓神经，缓解脑部压力，还能加快脸部新陈代谢，具有收敛赘肉的功效。

2 做法

吸气，挺胸，用力将手臂向上方抬高，身体不要弯曲。

1 做法

挺身直立，双脚分开与肩同宽。双手于背后十指交叉握拳，双臂伸直。

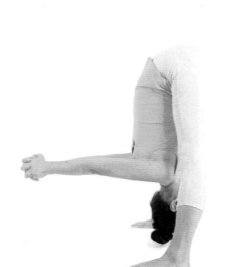

3 做法

呼气，上体向前弯腰，双臂向头的后方下压，尽量与地面平行。颈部放松，停留3~5次呼吸，然后缓慢恢复至初始姿势。

双角一式

增加对上身躯干及头部的血液供应；伸展骨盆和双腿肌肉群，增加柔韧度；促进面部血液循环，紧致肌肤，消除细纹和脸部水肿；舒缓背痛及背部僵硬等情况。

1 做法

山式站姿，双脚打开，双手叉腰。

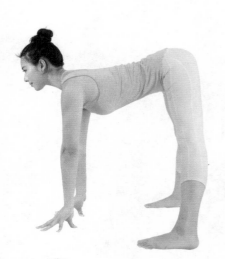

2 做法

呼气，身体从腹部开始向下折叠，双手保持与地面垂直。

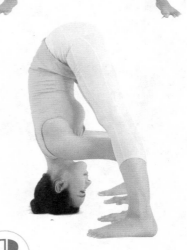

3 做法

身体继续向下弯曲，双手放在双腿之间，头顶触地。吸气，回正；呼气，还原。

鬼脸瑜伽

这个动作可以放松脸颊肌肉，预防皱纹的产生。

1 做法

A.鼓气式： 口腔内充气，缓慢地将气体"鼓"在面颊左端，随后再缓慢地将气体"鼓"到面颊右端。自然呼吸，动作可重复3~5次，整个过程需要脸颊肌肉有紧绷感。

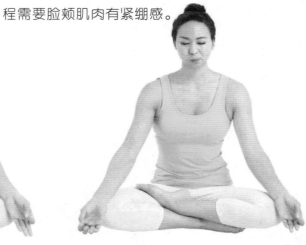

2 做法

B.狮吼式： 深深地吸一口气，吐出舌头，舌头伸得越长越好，眼睛向上看，呼气，收回舌头，顺带吼出声。整个动作采用腹式呼吸法，吼出声音后会有一种发泄压力的舒适感，吼多大声没有严格要求，动作可重复2~3次。

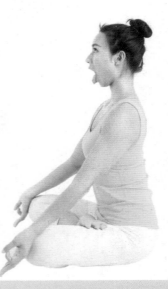

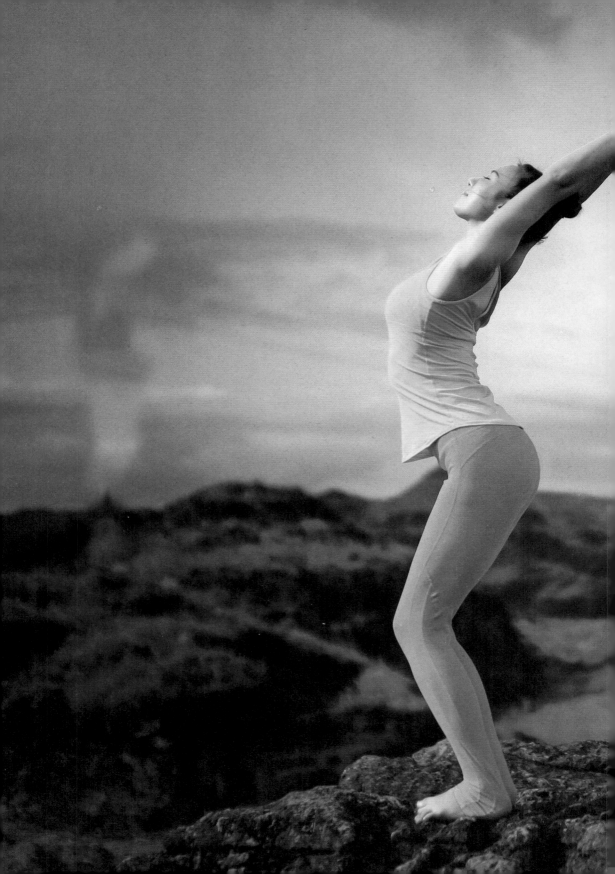

PART 4

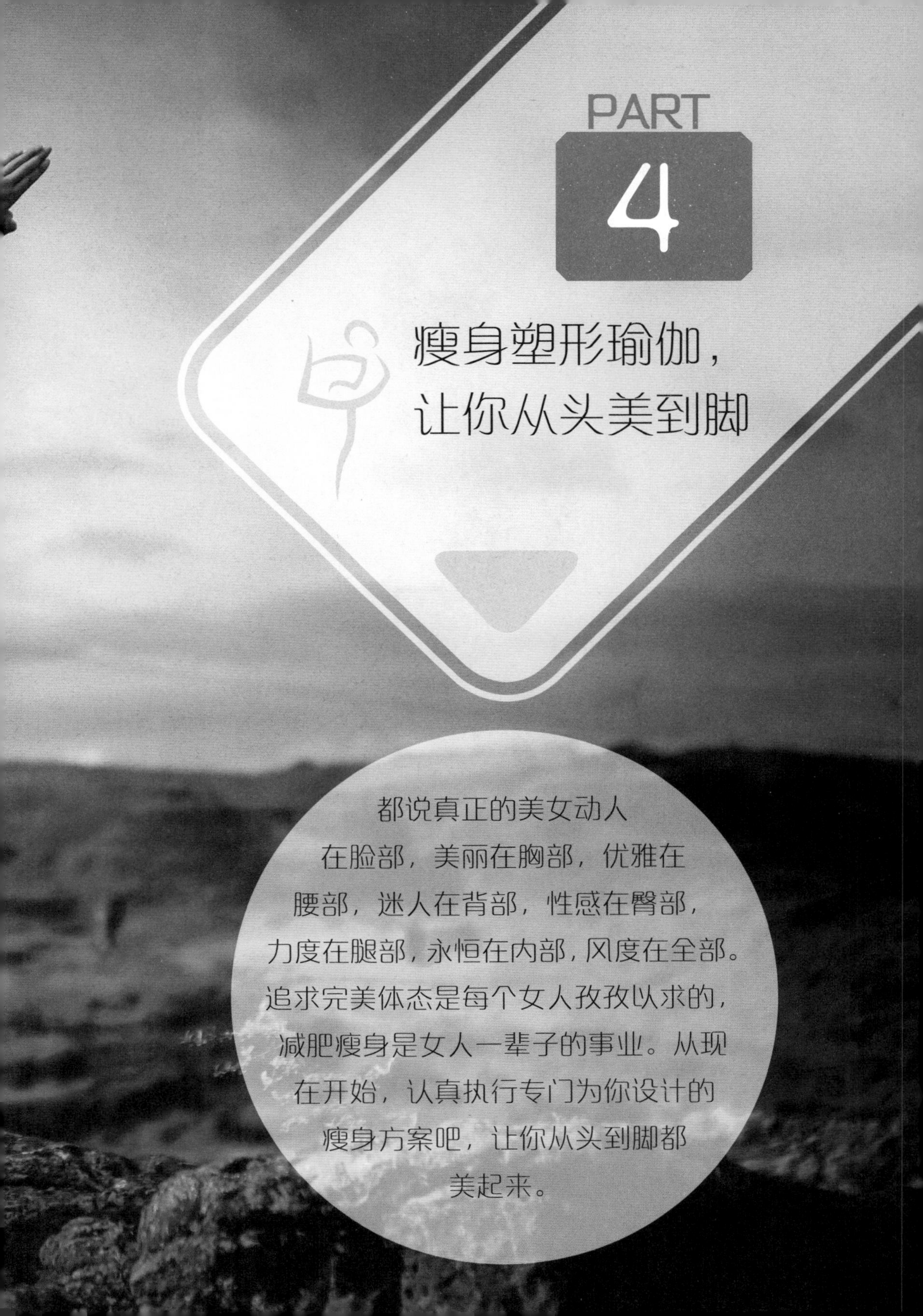

瘦身塑形瑜伽，让你从头美到脚

都说真正的美女动人
在脸部，美丽在胸部，优雅在
腰部，迷人在背部，性感在臀部，
力度在腿部，永恒在内部，风度在全部。
追求完美体态是每个女人孜孜以求的，
减肥瘦身是女人一辈子的事业。从现
在开始，认真执行专门为你设计的
瘦身方案吧，让你从头到脚都
美起来。

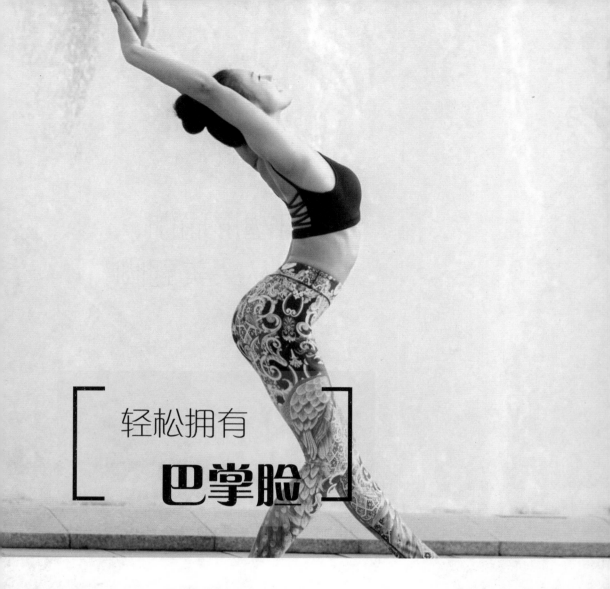

轻松拥有
巴掌脸

　　自古以来，瓜子脸都是评判美女的一大标准，精致的脸多给人秀气、玲珑的美感。何为精致？犹如"量体裁衣"，不多一分不少一分，一切恰到好处。一张精致的脸亦是如此。当你捧着自己那张胖嘟嘟的脸、对着镜子唉声叹气的时候，当你还在为自己的双下颌、大饼脸而苦恼的时候，当你还在羡慕别人精致、娇媚的脸蛋的时候，与其自寻烦恼，不如行动起来。瘦身，先从瘦脸开始，跟着我们瑜伽冠军一起练习瘦脸瑜伽吧！

　　正确的呼吸，结合简单的瑜伽动作，轻松促进脸部血液循环和加速新陈代谢，能有效减少面部皱纹、消除多余脂肪、紧实面部肌肤，长期坚持下来的效果不亚于微整形哦。让双下颌、大饼脸、脸部水肿通通消失吧！

狮子式

功效

此套动作能使面部肌肉得到纵向伸展，预防面部皮肤松弛下垂，同时面部和颈部的其他腺体也可受益。

1 做法

跪坐，脊椎挺直，臀部坐在脚后跟上，双手放于身体两侧，指尖朝内。

Tips

在吐气时应用力发出"啊"音，如狮子吼般的叫声，将身体的废气呼出体外。

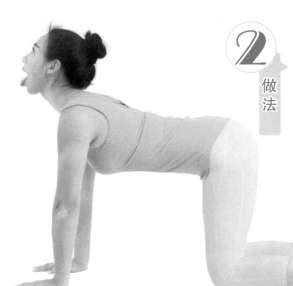

2 做法

身体缓缓向前倾，双手手指张开，放于双膝前，眼睛睁大向上看。张开嘴巴，伸出舌头，尽量使舌头触及下颌。用嘴巴呼吸3次，再慢慢地将舌头收回，闭上嘴巴，用鼻孔吸气。

叩首式

头顶地面时，血液会充分流入头部，有助于促进头部血液循环、加速新陈代谢，从而起到消除脸部多余脂肪、收紧下颌赘肉的作用。此动作还能缓解颈部、背部疲劳。

1 做法

以金刚坐姿（双膝并拢跪地，臀部坐在双脚脚后跟上，双手置于大腿两侧，指尖朝前）坐于地板上，调整好呼吸，双手自然放于身体两侧。

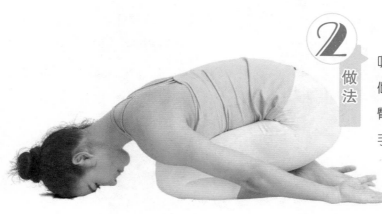

2 做法

吸气，上身缓缓向前倾，直至额头触地，臀部贴住脚后跟，双手放于脚两侧。

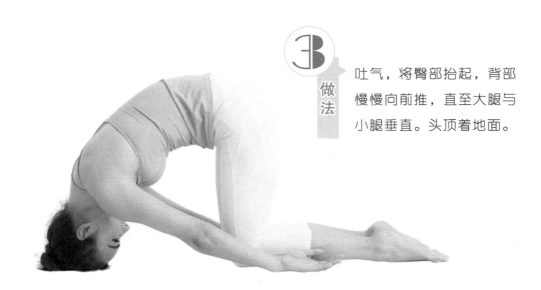

3
做法

吐气，将臀部抬起，背部慢慢向前推，直至大腿与小腿垂直。头顶着地面。

4
做法

将臀部后移，坐于脚后跟上，保持自然呼吸。

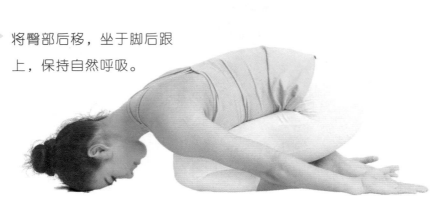

Tips

　　患有眼疾、耳部疾病、高血压或眩晕症的人不宜做此套动作。练习时如出现头晕或胸闷等症状，应缓缓抬头，并调整好呼吸。

花环式

功效

此套动作可促进脸部的血液循环，起到肌肤排毒的作用，使皮肤得到滋养。此外，还能促进肌肉收缩，起到收敛面部赘肉的效果。

1 做法

双脚并拢，脊椎挺直，半蹲，双臂向前伸直保持与地面平行。

2 做法

下蹲，上身向下压，掌心贴地，头部置于双臂之间。

Tips

肠胃疾病患者及孕妇不适宜做此套动作。

3 做法

将双臂从双膝内侧抓住两脚踝的后侧。头部下垂触地，调整好呼吸，保持此姿势20秒，缓慢恢复至初始姿势。

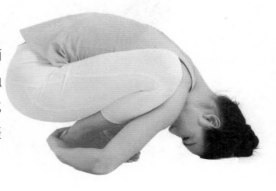

站立前屈式

功效

此式能滋养面部肌肤，具有瘦脸紧肤的功效。头部低下的动作，还能促进脑部血液循环，从而缓解脑部压力。

1 做法

双腿并拢，脊椎挺直站立。吸气，双臂向上伸展，保持背部挺直。

2 做法

呼气，上身缓缓向下弯曲，在下弯时手臂与背部应保持挺直，且膝盖绷直。

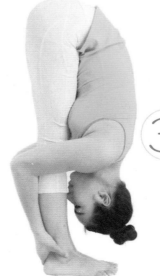

3 做法

吸气，双手沿小腿后侧抓住脚踝。呼气，头部和上身尽量靠近腿部，保持30秒。调整呼吸，恢复至最初的站立姿势。

兔式

紧致面颊轮廓，改善眼部松弛，消除双下颌。

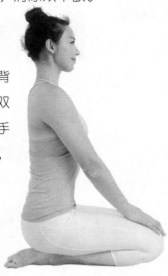

1 做法

吸气，跪坐，腰背挺直，臀部坐于双脚脚后跟上，双手自然搭在膝盖上，目视前方。

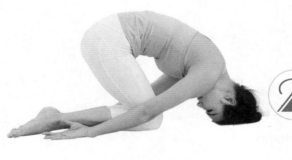

2 做法

呼气，上半身前屈，头顶点地，双手放在脚后跟处。

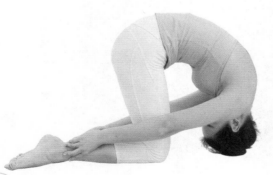

4 做法

呼气，身体慢慢放松，保持数秒。

3 做法

吸气，臀部抬高至大腿与地面垂直，拱背，双手触脚踝，保持这个动作数秒。

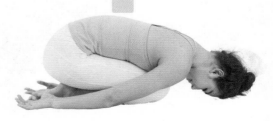

全弓式

消除面部晦暗状况，改善黑眼圈，减缓面部下垂。

1 做法　俯卧，双脚并拢，双手平放于体侧。

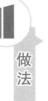

2 做法　弯曲双膝，双手向后抓住脚踝，下颌触地。

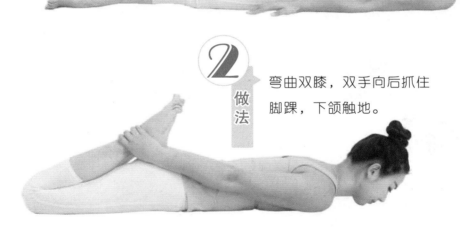

3 做法　吸气，将双腿慢慢抬高至极限，双臂要伸直。呼气，上身挺起，头部后仰，全身呈弓形姿势，双腿尽量向上向后伸，最大限度地抬高双腿，强化腰部的挤压，意识放在腹部、腰部。

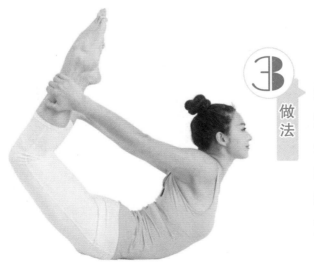

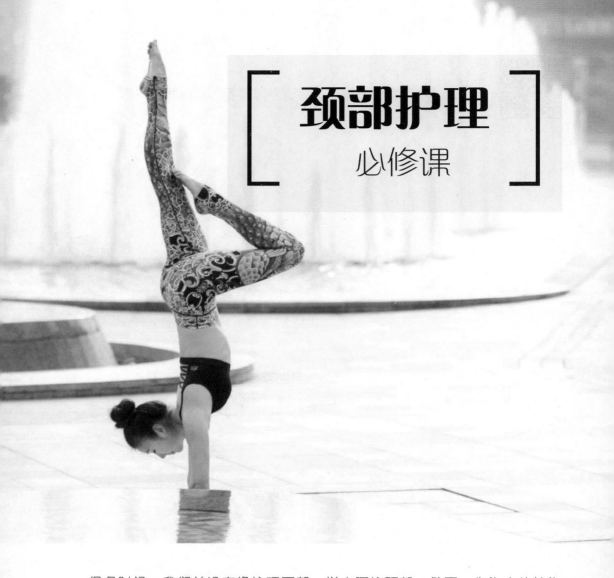

颈部护理
必修课

　　很多时候，我们并没有像护理面部一样去呵护颈部，然而，作为人体较为直观的部位，颈部恰巧最能暴露女人的年龄，也是最影响美观的部位之一。颈部需要有良好的血液循环才能显得丰润而有生气，而很多女性都有颈部不适的状况，特别是久坐的美女们，长时间保持一个姿势很容易使颈部肌肉僵硬，久而久之还会造成颈椎弯曲，影响美感。别担心，对颈部护理我们也有妙招，既能缓解颈部疲劳，还能增加颈部的柔韧性。颈如蜻蜒，细长白皙、弧线优美的美颈，让你倍添女人味。

颈部画圈式

功效

颈部画圈的动作，有助于锻炼颈部所有的肌肉，从而起到防止肌肉松弛、美化颈部曲线的作用。

1 做法

双腿自然盘起，脊椎挺直，双手拇指相对，其他四指相叠，头部低下，全身放松。

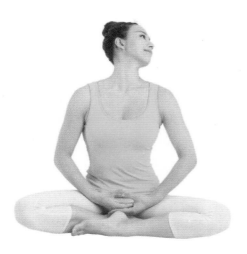

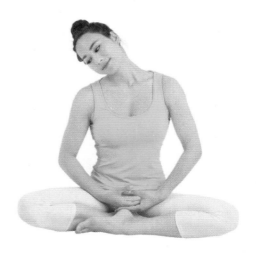

2 做法

以颈部带动头部缓慢地由左至右画圈。

3 做法

转动一圈后，休息10秒。然后向另一侧重复画圈动作。

乌龟式

此动作使颈前肌肉和颈后肌肉都得到拉伸，有助于消除颈部的多余脂肪，起到塑造颈部纤细曲线和预防颈椎病的效果。

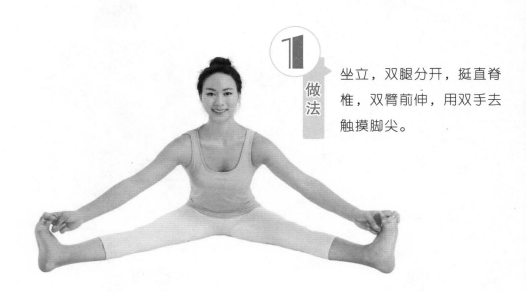

1 做法

坐立，双腿分开，挺直脊椎，双臂前伸，用双手去触摸脚尖。

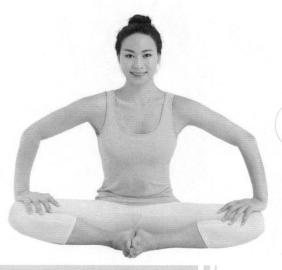

2 做法

弯曲双膝，小腿向内收回，两脚掌相对，弯曲双臂，将双手放于两侧膝盖处，保持脊椎挺直。

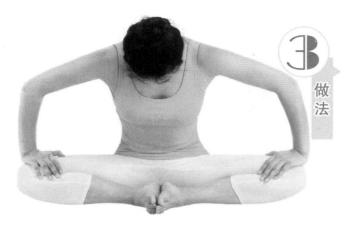

3
做法

吸气，头部低下，感觉气息流遍全身。

4
做法

吸气，将头部慢慢抬起，使前颈的肌肉得到伸展。呼气，头部后仰，脊椎从底部开始节节往前推送，上体前屈。

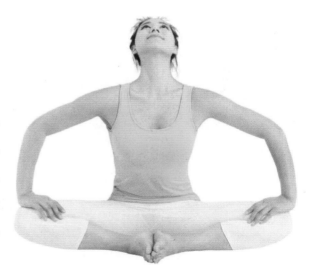

Tips

　　注意，躯干在下压的过程中，臀部不可离开地面。后仰的过程中，双臂可同时按压双膝，给颈部、肩部和背部以反作用力，便于将动作做得更到位。练习此动作还要掌握好力度，因为颈部和脊椎是较易受伤的部位。

天线式

功效

头部后仰、前俯的动作能很好地放松和舒展颈部，让颈部肌肉、神经和韧带得到充分的按摩和运动，能有效消除颈部细纹，让美颈光滑、细长，还可使胸部舒展，预防乳房下垂。手臂伸展能消除手臂上的赘肉。

1 做法

跪坐，腰背挺直，双手于胸前合十。

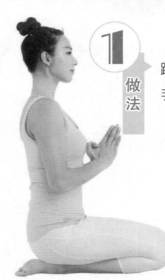

2 做法

吸气，将双手缓缓举高，双臂尽量向后上方伸展，掌心向前。呼气，放松双手力量，手臂张开与肩同宽，目视上方，意识集中在双手指尖上。

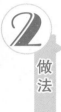

3 做法

吸气，双手握拳，向下压，头向后仰，挺胸，保持呼吸顺畅。

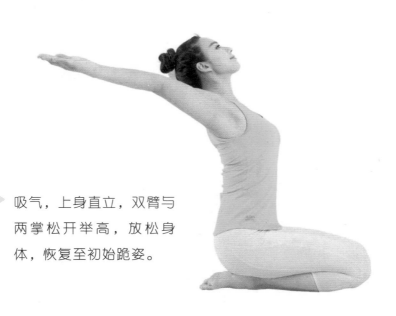

4 做法

呼气，双手交叉相握于背部，身体往前下压，双臂向上举高，与地面垂直，额头着地，腰背保持挺直，保持数秒。

5 做法

吸气，上身直立，双臂与两掌松开举高，放松身体，恢复至初始跪姿。

Tips

练习时将意识集中于颈部，颈部后仰时需要注意自我的承受力，不可用力过猛，循序渐进即可。

敬礼式

头部后仰的动作能很好地放松和舒展颈部，打通颈部的淋巴结，让颈部肌肉、神经和韧带得到充分的按摩和运动，有效消除颈部细纹，让美颈光滑、细长。

1 做法　双脚分开蹲下，双手合十于胸前，调整呼吸。

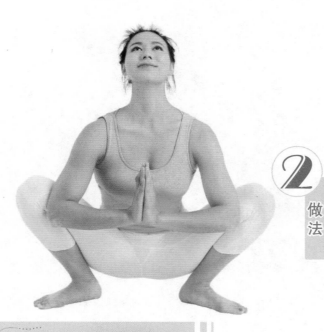

2 做法　吸气，头部向后仰，同时用双肘把双膝向外撑开，保持几秒。

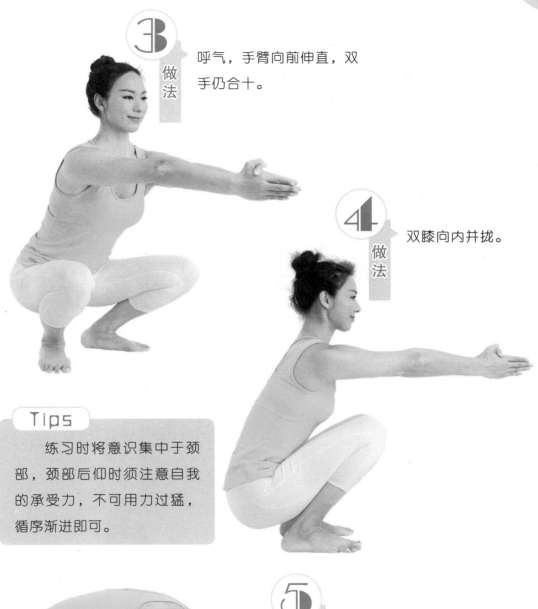

3 做法 呼气，手臂向前伸直，双手仍合十。

4 做法 双膝向内并拢。

5 做法 上身前倾，手臂伸直向前，下颌贴膝，头颈部放松。保持10～20秒，自然呼吸。按以上顺序反过来做一次。

菱形按压式

全面伸展脊椎、舒缓神经、改善不良体态；按摩腹腔内脏，缓解腹部胀气，对于便秘有辅助疗效；拉长颈部线条，收紧下颌，美化面部肌肤；同时还能有效锻炼颈部后侧的肌肉，更显青春活力。

1 做法

身体俯卧，双手拇指和食指相对，在额头下组成一个菱形，双肘自然伸向两侧，保持身体自然舒适。吸气，手指位置保持不变，双臂向下按压，身体顺势抬起，打开双肩，挺胸，眼睛看向手部菱形的位置，保持该姿势3～5次呼吸的时间。

2 做法

双腿微微分开，脚尖绷直，屈双膝，脚尖朝背部靠近。肩膀打开，做胸式呼吸。

做法 3

呼气，脚尖继续绷直，颈部伸直，头向后仰，感觉头顶与脚尖越来越近。脊椎后侧得到挤压，头和颈部得到拉伸。

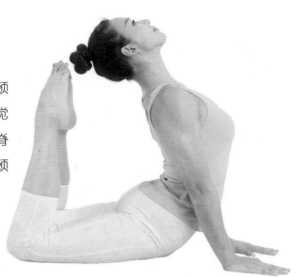

做法 4

呼气时弯曲双肘，将上半身一节一节地放落在地面上；再放松双腿，双腿前侧贴地；头部慢慢回到地面，侧脸放在垫子上，调整呼吸。

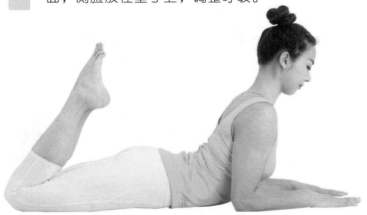

Tips

练习过程中若感觉腰椎压力过大，可适当将双腿分开，以减轻背部的不适。练习中注意力集中在弯曲的脊椎上，手臂伸直，头部向后延伸，肩部打开，肩膀放平。练习者如果有脊椎方面的疾病或者胃溃疡，不适宜练习此体式。

鸽王式

功效

伸展脊椎、颈部和肩部肌肉；增强腰椎和胸椎的活力；活动大腿、脚踝和脊椎各关节，使其更加强健。

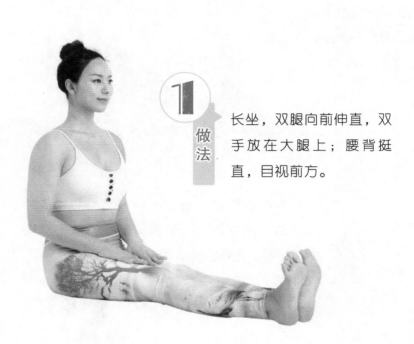

1 做法
长坐，双腿向前伸直，双手放在大腿上；腰背挺直，目视前方。

2 做法
长坐地面上，左脚脚后跟收至会阴处，右腿向右侧打开，尽量向后伸展，左手扶在左膝上，右手触地。

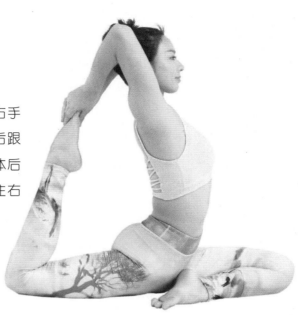

3 做法

吸气，弯曲右小腿，右手抓住右脚，使右脚脚后跟靠近腰间；呼气，身体后弯，左手绕至脑后抓住右脚脚趾。

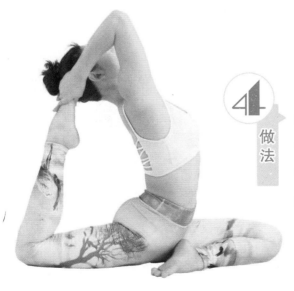

4 做法

背部继续向后弯，头向后仰，直至头顶触及脚掌。保持数秒，身体还原至长坐，换另一条腿练习。

Tips

这个体式对身体的柔韧性要求比较高，若实在无法完成，可跳过不做，以免受伤。练习时，由于胸部完全扩展和腹部的收缩，呼吸会变得急促，试着正常呼吸，以帮助练习。

射手式

功效

拉伸腿部后侧韧带，减少腰部多余脂肪，美化身体线条；伸展腿部筋腱，促进骨盆区域的血液循环，使其保持健康；增强腰椎的柔软度，强化颈肌。

1 做法

长坐坐姿，双腿分开至极限。

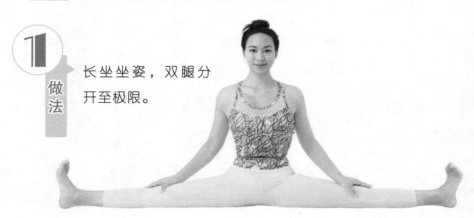

2 做法

身体向左侧俯身，左手抓住左脚内侧。

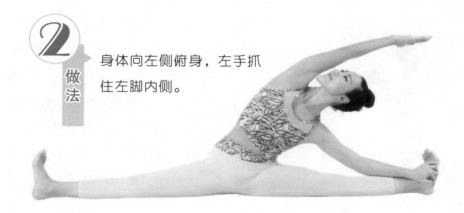

3 做法

右手抓住左脚内侧，身体向侧方向转体，使头在两臂中间，眼睛向上看，肩部尽量向后打开。

猫伸展式

功效

活化整个脊椎，放松肩部和颈部，收紧腹肌。

1 做法　双手、双膝和小腿着地，呈动物爬行姿态。

2 做法　吸气，抬头向上看，收紧背肌，腰部下沉，翘起臀部，持续几秒。

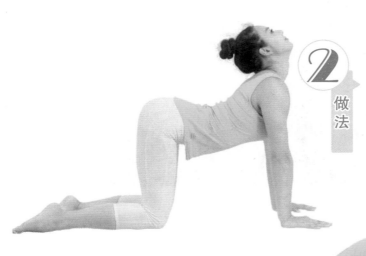

3 做法　呼气，放松颈部，垂头、含胸、收缩腹肌，拱起后背，保持几秒。

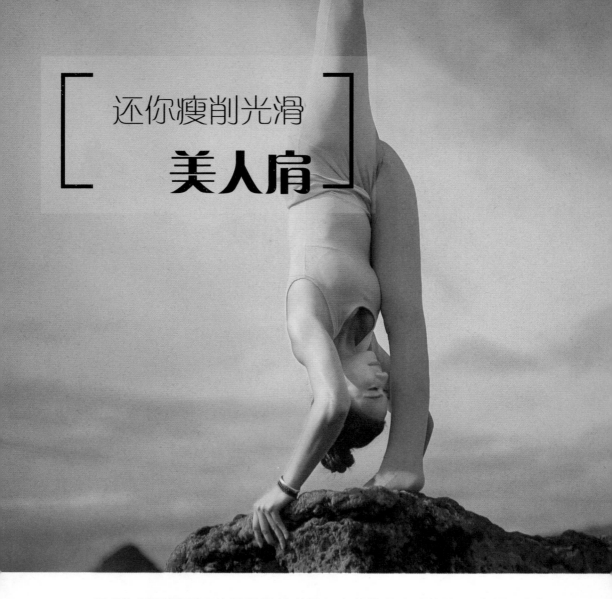

还你瘦削光滑
美人肩

　　想成为夏日骄阳下的吊带裙美人吗？肩部线条会成为你展现魅力的焦点啊！还记得电视里那些女明星吗？微微前倾的肩膀，总给人一种无限慵懒、无限性感的感觉。圆润的肩膀略带些瘦削感，是现在最流行的肩形。美眉们，看着自己的肩膀，是不是觉得还不够完美呢？没有关系，就算先天因素无法改变，我们至少可以通过后天的努力来打造漂亮的肩部啊。拥有健康、秀美的肩膀还能让他人感到可信、安心哦！另外，长期伏案或用电脑工作、睡姿不当等都会造成肩部的不适感，给我们带来身体上的困扰，下面几种瑜伽体式不仅可以塑造肩部的优美曲线，还可以缓解肩部疲劳。一起来试试吧！

变异眼镜蛇式

功效 ➤

这个瑜伽体式能伸展肩部和背部的肌肉，消除肩背部多余的脂肪。

1 做法

俯卧在地板上，双腿伸直并拢，双臂弯曲于肩两侧，掌心贴地，下颌触地。

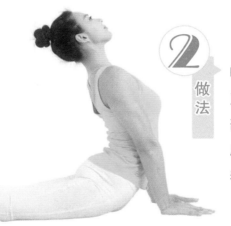

2 做法

吸气，将手臂慢慢伸直，用力使胸部和腰部抬起，头部慢慢向后仰，保持双腿紧贴着地面。

3 做法

呼气，双膝向上弯曲，小腿尽量靠近大腿后侧，脚尖向上勾，对着头顶，上身尽量向后伸展。保持此姿势数秒后，慢慢回到初始动作。

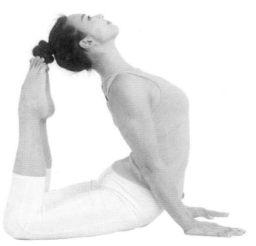

榻式

功效

此套动作能使颈部和肩部肌肉得到很好的伸展，从而消除这两个部位后侧的赘肉。

1 做法

坐立，双腿打开，双膝并拢，臀部坐于双脚之间的地板上，双手放于膝盖上，眼睛直视正前方。

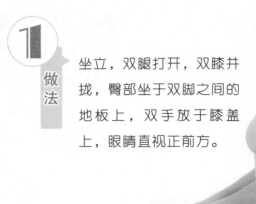

2 做法

将双手移至两脚掌上，手心贴着脚掌，身体慢慢向后倾，手肘弯曲。

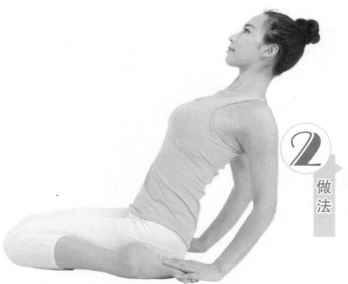

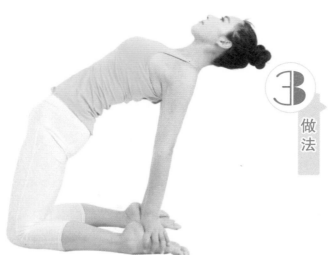

3
做法

吸气，双手用力撑起上身，臀部离开地板，背部和胸部慢慢抬高。

4
做法

呼气，身体弯曲呈弓形，头顶着地，双手放开脚掌，交叉握着另一手的手肘，将交叉的双臂放于头部的上前方。

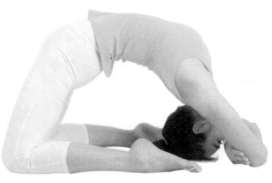

5
做法

保持呼吸平稳，然后慢慢放下背部，使上半身完全贴放于地板上，双手放回身体两侧，然后放松全身。反复做此套动作5次。

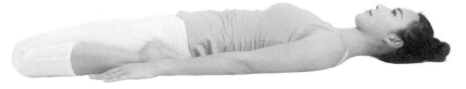

Tips

初学者如果臀部无法完全坐于双脚之间的地板上，可以在臀部下方垫一块毯子，等到腿部柔韧性变好之后再去掉毯子。

展臂后屈式

此套动作能拉伸肩部肌肉，从而起到去除肩部赘肉的作用。

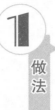

做法

站立，脊椎挺直，双腿并拢，双手向上伸展，双手交叉抱拳，食指指向上方，眼睛直视前方。

Tips

初学者在做背部向后弯曲的动作时，不能勉强，做到自己的极限就行，以免脊椎受到损伤。

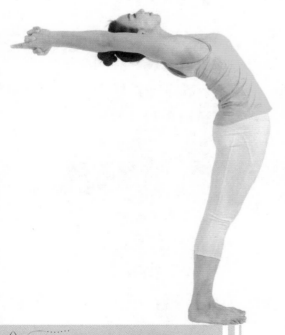

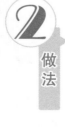

做法

吸气，双臂和上身向后伸展。呼气，保持背部弯曲，双腿不动。保持此姿势10秒后慢慢还原，恢复站立姿势，手臂放松。

肩部延展式

此套动作通过拉伸与伸展肩部肌肉，能起到美化肩部曲线的效果。

1 做法

跪坐，臀部坐在小腿上，背部挺直，双臂放于身体两侧，五指张开，指尖着地。

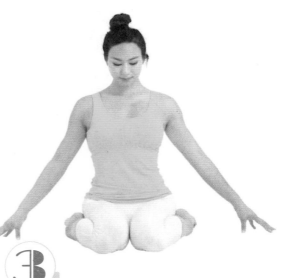

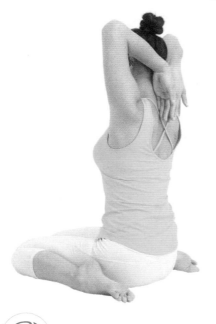

2 做法

双臂向上抬，并向背后弯曲，双手手背于颈后相贴。

3 做法

保持动作20秒后，回到初始动作。

肩肘轻动式

放松肩关节，有效消除肩胛骨上的疼痛感，按摩附近的淋巴系统，加强排毒功效，美化肩部线条。

1 做法

以半莲花式盘坐，双臂屈肘，肘部朝前，双手指尖搭在肩头。

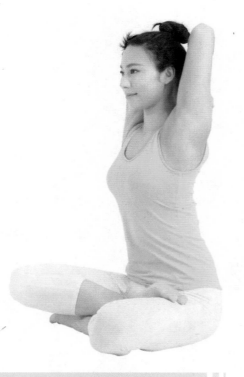

2 做法

吸气，双肩向上打开，双手手指触摸颈后部。

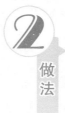

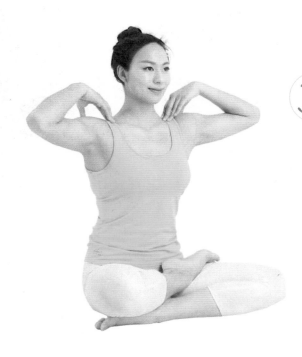

3 做法

继续吸气，双臂向前旋
转，回到体侧与地面平
行，继续保持屈肘，双手
手指按压肩部。

4 做法

呼气，低头，双臂于体后
旋转，掌心相对。然后放
松，回到半莲花坐姿。

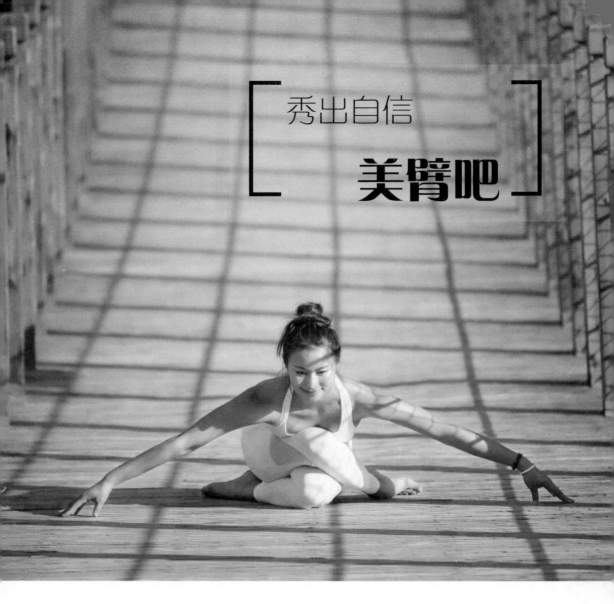

秀出自信

美臂吧

麒麟臂、蝴蝶袖，你还能忍受自己的手臂被冠上这些乱七八糟的称谓吗？
手臂太粗壮，无法穿上美美的无袖衫，对于爱美的美眉来讲，都是挥之不去的
梦魇吧？漂亮的手臂应该是圆润而纤细的，柔滑圆润的臂膀无疑会散发出光彩
照人的魅力，然而，手臂皮下组织的下垂通常会掩盖这种光彩。粗壮的手臂会
让我们看上去比实际体重胖2～4千克。怎样才能塑造属于我们的完美手臂呢？
做些简单的瘦臂瑜伽吧，让手臂线条重现紧致和流畅，赶走手臂赘肉，让无袖
衫不再是你心头的遗憾。

鹤式

功效

功效

强健双臂和双腕的肌肉，使手臂变得纤细，还能让胸部自然坚挺，腹部变得平坦，放松腰部并有助于改善血液向大脑的循环。

1 做法　站立，双脚并拢，双手于身后十指交叉。

2 做法　呼气后再缓缓吸气，上身尽可能地朝后仰，手向下伸展。

3 做法　呼气，将上身向前弯曲，然后将头部朝腿部靠拢，双手朝头部举。保持此姿势数秒后缓缓吸气，还原身体。

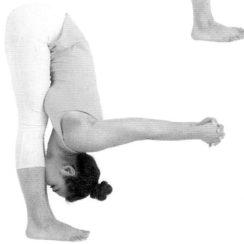

跪立侧伸展式

功效

手臂伸展到极限，可牵引到肩部的三角肌，消除肱二头肌、肱三头肌部位的赘肉，雕塑出纤细的美臂。

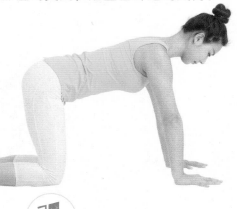

① 做法
跪立，双手撑于地面，指尖朝前，双臂、双腿分开约一肩宽，且都垂直于地面。

② 做法
吸气，整个上半身朝右侧上方翻转，左腿伸直，脚尖朝外展。左手臂朝着头部方向伸至极限。

③ 做法
抬起左腿，使其与地面平行，目视左上方。均匀呼吸，保持数秒。呼气，左腿和左臂缓缓放下，身体还原至初始姿势，换另一边练习。

固肩式

能消除手臂赘肉，特别是上臂的赘肉，塑造纤细的手臂线条。还能扩展胸部，有效锻炼胸部肌肉。

1 做法

坐立，双腿伸直并拢，腰背挺直。双臂抬起，双手于脑后十指交叉，掌心对着后脑，保持双臂水平，手肘尽量打开。

2 做法

吸气，左手用力将右臂向下拉，右肘指向上方，头部保持不动，保持此姿势10秒。

3 做法

用右手将左臂向下拉，左肘指向上方，保持10秒后呼气，回复初始动作，放松身体，按摩一下双肩。

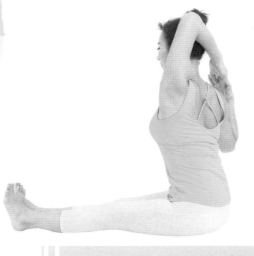

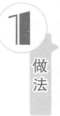

侧乌鸦式

功效

能拉伸手臂肌肉，强壮手臂力量，有效消除双臂的多余脂肪，还能锻炼身体的协调性。

1 做法

取蹲姿，双手于身体右侧撑地，双脚于身体左侧并拢。

2 做法

屈肘，将臀部向上抬起，双脚脚后跟抬起，脚尖触地。

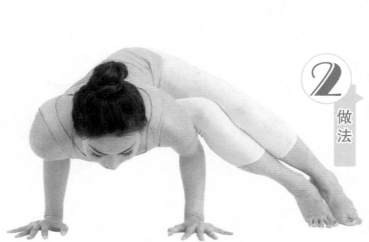

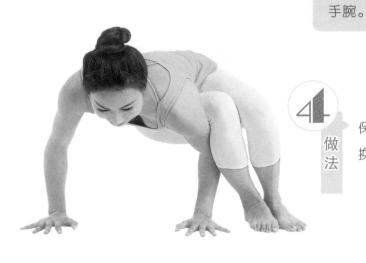

3
做法

保持身体平衡，将右腿慢慢抬高至与地面平行，眼睛平视前方。再抬起左腿，放于右腿上，保持双腿与地面平行。

Tips

练习时应该注意保护好手腕。

4
做法

保持此姿势数秒后还原，换另一侧练习。

鹭变化式

消除手臂赘肉，轻松瘦手臂，还能矫正驼背，增强肩关节和腕关节的灵活性。

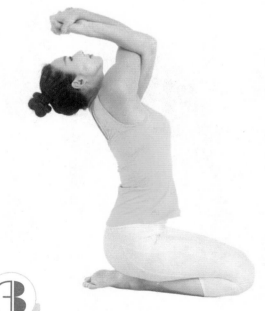

1 做法

坐立，臀部坐于脚后跟上，双臂弯曲，右肘压于左肘上。

2 做法

双手手腕相绕，两掌相握。

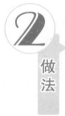

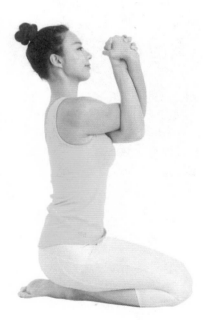

3 做法

吸气，头部慢慢向后仰，呼气，手臂向后伸送，保持此姿势数秒后还原，换另一侧练习。

手臂屈伸式

拉伸手臂肌肉，减掉双臂的赘肉。同时还能塑造胸部完美曲线，使背阔肌得到舒展，矫正背部曲线。

Tips

练习时应保持身体直立，抬头挺胸。

做法

吸气，手肘向后弯曲，体会手臂肌肉的拉伸。

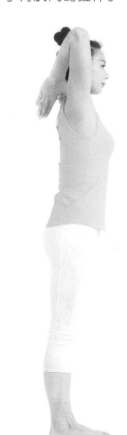

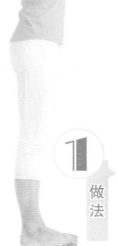

做法

站立，双腿并拢，双手掌心相对，双臂向上伸直。

蛇击式

功效

强化手臂力量，收紧臂部肌肉，活化整个脊椎。

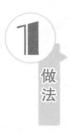

1 做法

金刚坐坐好，调整呼吸。

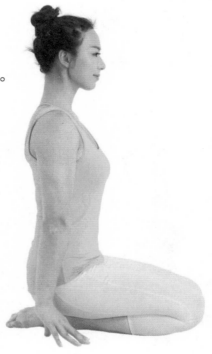

2 做法

身体前俯，前额贴地，手臂前伸触地。

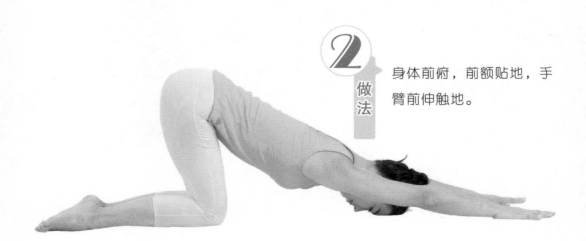

③

做法

屈臂，抬头，塌腰，让胸
贴近地面。

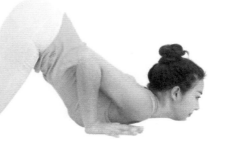

④

做法

让躯干缓缓地沿地面向前
移动。

⑤

做法

到尽头后，双臂伸直，
将上身撑起来，头向后
仰，眼睛向上看。保持
20秒，自然地呼吸。

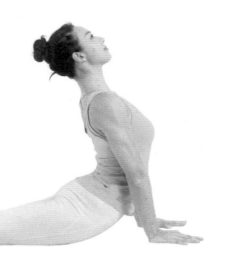

功 效

强化手臂肌肉，使肩、肘、腕关节更加灵活。

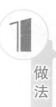

1 做法

将双腿盘成莲花坐或者半莲花坐，坐好。

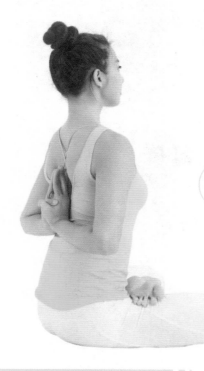

2 做法

双臂在背后屈起，双手合十。

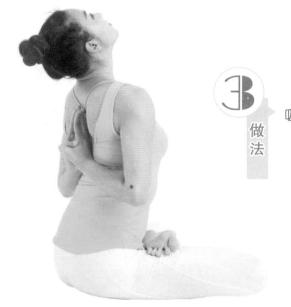

3 吸气，头向后仰。

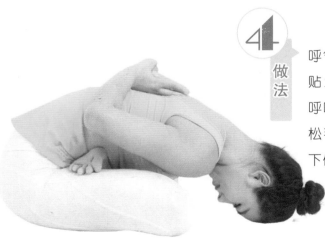

4 呼气，上身缓缓前倾，前额贴地，保持20秒，自然地呼吸。直起上身，还原，放松手臂和腿部。交换腿的上下位置再做一遍。

鸟王式

功 效

加强肩部的灵活性，消除肩部僵硬；按摩腹部器官，消除腹部脂肪，缓解便秘；强健脚踝，预防小腿肌肉抽筋；提高平衡感和注意力。

1 做法

山式站立。右手屈肘，绕过左肘上方，再向上与左手合掌，使左肘放在右上臂的前部，接近肘关节处，左臂完全缠绕在右臂上。

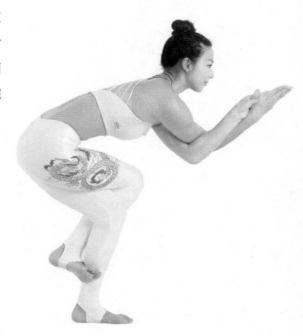

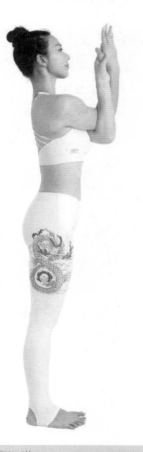

2 做法

弯曲左膝，右腿绕过左膝叠放在左大腿上，注意将右大腿的后部放在左大腿的前部，右脚放在左小腿后，使右脚胫骨紧贴左小腿，右脚脚趾钩住左小腿内侧上部，使右腿完全盘绕在左腿上，保持身体平衡。保持这个体式15～20秒，保持深长的呼吸。

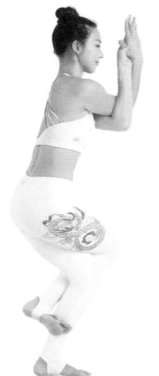

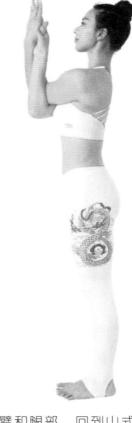

4
做法

放松双臂和腿部，回到山式站立。改换右腿站立，左腿缠绕右腿，右臂缠绕左臂，重复这个体式，保持相同的时间；放松双臂和腿部，回到山式。

3
做法

左手臂屈肘向上，上臂与胸齐平。

Tips

如果膝关节僵硬，环绕小腿较困难的话，可将脚尖跨过另一只脚的外侧并用脚尖点地即可；平衡能力不佳者，也可以坐在椅子上练习，以维持身体的平衡。

直角式

使髋部和腿部肌腱变得灵活；消除腰围线上的脂肪；伸展双臂，使双臂更修长；还可以增强腰背部力量，消除紧张，纠正不正确的姿势。

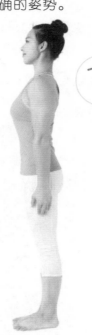

1 做法 站立，双脚并拢。

Tips

练习时要将身体的重心放在脚掌上，使双腿与地面垂直，这样有助于提高练习效果。另外要尽量让双臂夹紧双耳，使身体弯曲成直角，并保持3次呼吸。

2 做法 吸气，抬高双臂，双手于头顶相对。

3 做法 呼气，双臂及上体向下弯曲至与地面平行，整个身体呈直角；保持3~5次呼吸，然后吸气起身，呼气还原。

半月扭转式

充分拉伸手臂肌肉，增强手腕力量，消除手臂赘肉，美化手臂线条；充分活动髋关节，增强髋关节的灵活性，有利于矫正歪斜的骨盆；强健大腿肌肉，拉伸腿部肌肉，使腿部整体线条变得紧致。

 1 做法

山式站立，右脚脚尖朝向外侧。

 2 做法

呼气，身体前屈，将左手置于双脚前方地面约30厘米处做支撑，左腿抬起向上，大腿肌肉收紧，保持骨盆端正，腹部与地面平行。吸气，舒展右臂；呼气，身体向右上方翻转，使双臂呈一条直线垂直于地面。

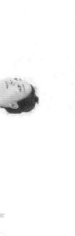

 3 做法

呼气，放松还原，换另一侧继续练习。

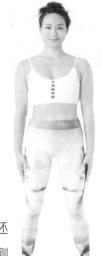

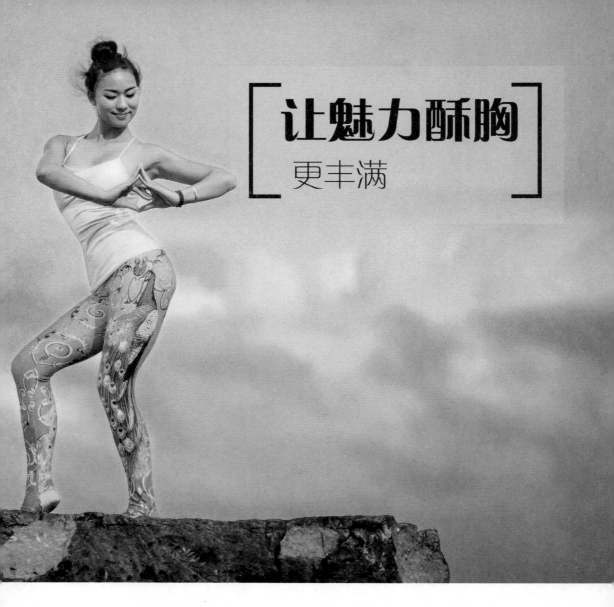

让魅力酥胸
更丰满

　　你们是不是嚷嚷了好久要减肥，试遍了各种能试的减肥方法，好不容易瘦了一些，却开心不起来？因为瘦下去的不仅是我们的小肚腩，也有我们引以为傲的双峰。大家都知道瑜伽瘦身塑形的效果不错，受到了很多女明星的青睐。其实，瑜伽丰胸的效果也是非常棒的。拥有丰满、坚挺的胸部是每位女性的梦想，一般情况下，多摄入动物蛋白和适量的脂肪，并坚持胸部锻炼，就能促使乳房变得丰满。在众多的丰胸方法里面，最靠谱的还是运动，其中，丰胸瑜伽就是一种效果极佳且无不良反应的方式。坚持练习就可以看到效果啦！

战士一式

扩展胸腔，健美胸部。减少腰腹多余的脂肪。

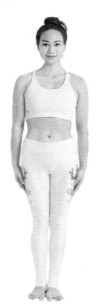

1 做法

基本站姿，双腿伸直并拢，双臂自然垂于体侧。

2 做法

双脚左右尽量分开，右脚向右侧转90°，双臂向两侧打开呈一条直线，右小腿与地面垂直，右大腿于右小腿垂直，双臂向左右两侧延伸，自然呼吸，保持数秒。

3 做法

呼气，上半身右转，双臂上举过头顶，双手合十，目视前方，保持数秒。身体回正，两臂下垂，双脚并拢，还原至初始姿势，然后换另一侧练习。

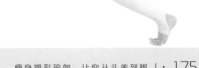

战士二式

扩展胸部，使呼吸更深入；强健脊椎，缓解脊椎炎、背痛和腰痛；使小腿肌肉变得柔韧，消除小腿抽筋的毛病。

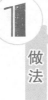

基本站姿，双腿伸直并拢，双臂自然垂放于体侧。

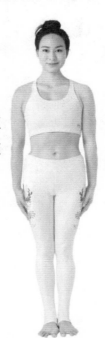

双脚尽力左右分开，呈战士一式。

在第二步的基础上，呼气，用手带动上身向下弯曲，双手在身体后侧交叉。

蛇伸展式

功效

扩展胸肌，有助于美化胸部线条。还能锻炼背部与腰部的肌肉群，使脊椎变得富有弹性。

1 做法
俯卧在地，双臂放于身体两侧，保持平稳呼吸。

2 做法
双臂向后伸直，双手于身后交叉握拳。

3 做法
吸气，双臂带动上半身尽量向后方拉伸，抬头向后仰，尽量让胸部离地，注意不要屈膝，使大腿的肌肉紧张起来，手臂要离开身体。保持此姿势10秒，呼气，身体慢慢回到初始动作。

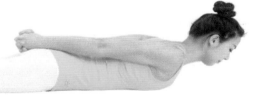

鸽子式

扩展胸部，消除两侧的副乳，还能灵活膝关节、拉伸脚背、打开双肩、灵活侧腰。

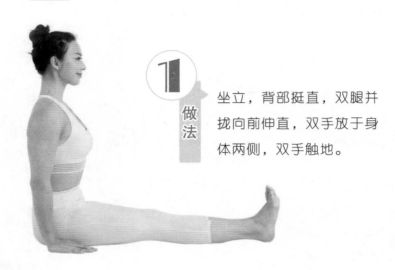

1 做法

坐立，背部挺直，双腿并拢向前伸直，双手放于身体两侧，双手触地。

2 做法

左脚脚后跟收至会阴处，脚心朝外，右腿自然向外侧打开。

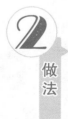

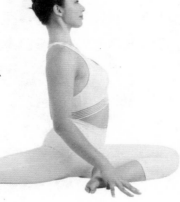

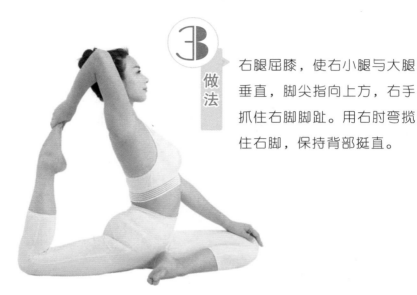

做法

右腿屈膝，使右小腿与大腿垂直，脚尖指向上方，右手抓住右脚脚趾。用右肘弯揽住右脚，保持背部挺直。

④

做法

伸出左手绕至脑后，左右手相扣。头转向左侧，右腿尽量向外拉伸打开呈弓状，眼睛看向左上方。

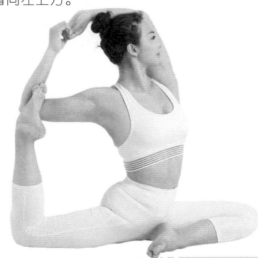

云雀式

此式动作具有丰胸效果，能美化胸部曲线。此外，还能柔软僵硬的颈部，增强平衡感，促进新陈代谢。

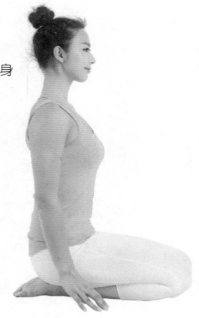

1 做法

跪坐，双臂自然垂放于身体两侧。

2 做法

双手扶地，左腿向前屈，左脚跟贴于会阴处，右脚向后伸展，保持背部挺直。

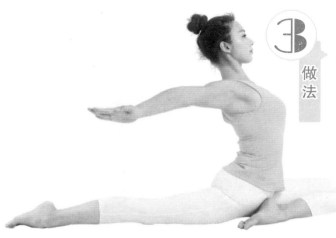

3 做法

吸气，双臂侧平举，感觉力量延伸到指尖。

4 做法

吸气，挺起胸膛，双臂向后方伸展，保持双臂平行。

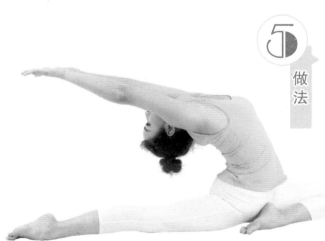

5 做法

吸气，上身与头部慢慢后仰，颈部尽量拉长，尽量让双臂保持在与肩相同的高度，定位停留10秒，深呼吸，再回到初始动作。

丰满式

扩展胸部，提升深呼吸能力，使心情愉悦，美化胸部曲线，灵活肩关节。

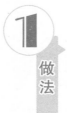

① 做法

金刚坐坐好，调整呼吸。

② 做法

吸气，双手抱肘于头后，用力拉肘向后，扩张胸部，使肩胛骨向脊椎方向并拢。

③ 做法

呼气，双臂上伸，突出胸部，停留10秒，自然地呼吸后垂下手臂，放松。反复练习5次。

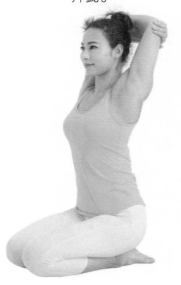

金刚坐后仰式

功效

扩展胸部，强化胸部肌肉，美化胸部曲线。

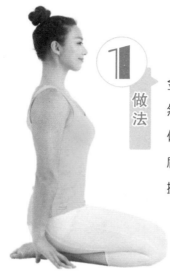

1 做法

金刚坐坐好，调整呼吸，然后吸气。呼气，双臂于体后撑地，双臂绷直，两肩胛骨向脊椎方向并拢，挺胸。

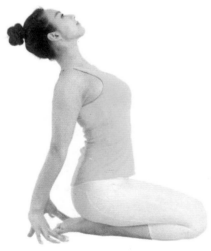

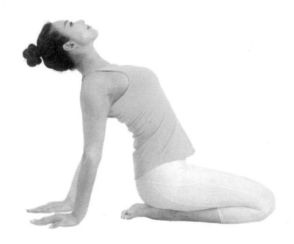

2 做法

吸气，头向后仰，腰部、髋部向前推送，突出胸部。自然呼吸，保持20秒。

3 做法

慢慢吸气，还原。反复练习3次。

功效

健美胸部，预防乳房下垂。

1 做法

双腿分开与肩同宽，站直，双手五指交叉于体后。

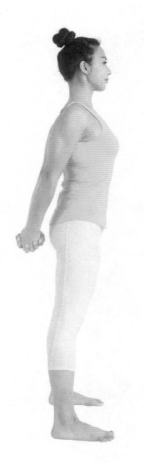

2 做法

吸气，双臂绷直，开肩扩胸，上身缓缓后仰，保持几秒。慢慢直立还原。

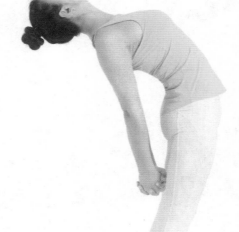

莲心幻椅式

功效

有益于锻炼胸部肌肉，增强胸大肌的张力和弹性。

做法 2

吸气，双臂从体侧高举过头顶，双手合十，大拇指相扣，下移至胸前。呼气，屈膝下蹲，手臂平移至左边。

做法 1

站立，双脚自然并拢，双手自然垂放于身体两侧，腰背挺直。

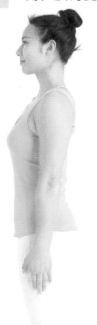

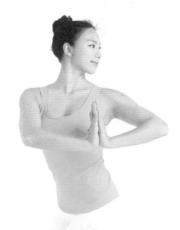

做法 3

吸气，腰背挺直，臀部放松，眼睛望向左边。然后再起立，放松，换另一侧重复练习。

弓式

功效

伸展整个脊椎，加强脊椎的弹性及灵活度；促进腹部器官周围的血液循环，使其保持健康和改善消化功能；活动肩胛骨，缓解肩部僵硬和肩部疼痛；还有助于使人保持精神警醒、充满活力。

1 做法
俯卧，下颌着地，双腿并拢挺直。

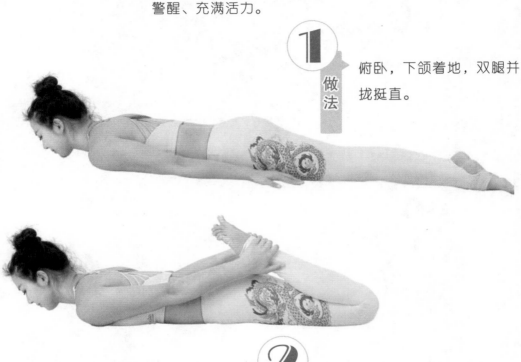

2 做法
将双腿弯曲，尽量靠近臀部，双手向后抓住双脚脚踝。

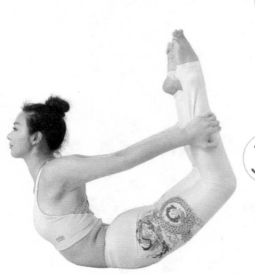

3 做法
吸气，双腿向后向上用力，带动上半身离开地面，眼睛看着前方，保持呼吸顺畅，然后慢慢还原动作。

蛇王式

功效

增强脊椎柔软度，使腰椎和胸椎得到锻炼；伸展颈部和肩部肌肉，强化背部肌肉群；使胸部得到完全扩张，增加肺活量；增加耻骨区域的血液循环，保持身体健康。

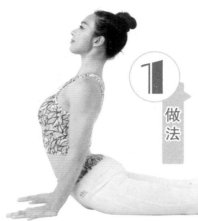

1 做法

俯卧，双手掌心向下置于胸部两侧，双手缓缓撑起身体。

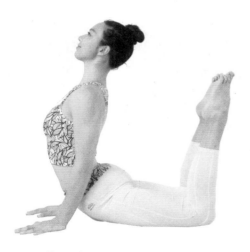

2 做法

双手撑起身体，弯曲双膝。

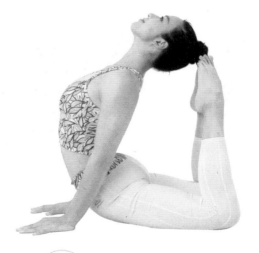

3 做法

头、胸后仰，把两腿伸向头部的方向，脚尖接触头顶，腹部可以稍微离地。

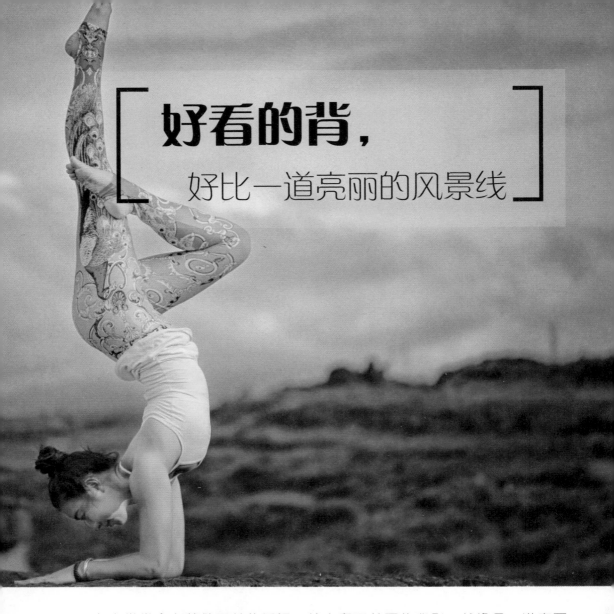

好看的背，

好比一道亮丽的风景线

　　女人常常会在蓦然回首的瞬间，给人留下美丽的背影，就像是一道亮丽的风景线。每个女人都追求完美无瑕的背部，尤其是在夏天。脊背不仅可以在外观上体现出身体的健美，同时也影响着我们的精神状态。背肌细腻，线条优美，那背影摇曳着的万种风情，有着无以言喻的诱惑力，而这一切，你都值得拥有！告诉你7个美背瑜伽动作，既可以消除背部脂肪，练就迷人性感的背部，还可以纠正你的体态，修复劳损的背部肌肉。让我们开始行动吧！

手倒立

功效

此体式可锻炼腰背的肌肉群，美化背部线条；增加对上半身躯干及头部的血液供应，恢复脑细胞的活力，消除疲劳。

1 做法

双臂伸直，撑住地面。双腿向后打直，头、背部、双腿、成一条斜直线。

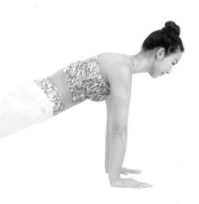

2 做法

吸气，双臂支撑身体的重量使脚尖离开地面，臀部向上提，使身体呈一条直线。

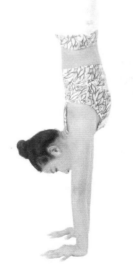

3 做法

用双臂支撑身体，双腿缓缓向前后两侧打开。呼气，放松，身体还原。

新月式

双臂上举和上身朝后弯曲的动作能有效拉伸下背等部位的肌肉，强化背部肌肉的伸展性和柔韧性，从而起到预防背部肌肉松弛的效果。

1 做法

双腿并拢，双膝跪地，脚尖点地，手掌撑于地面，保持双臂伸直。

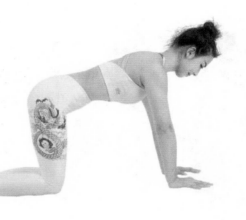

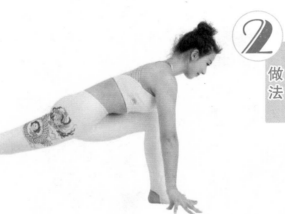

2 做法

左腿向前跨一步，置于双臂之间，上身微微向前倾。

3 做法

左腿尽量弯曲，右腿向后伸直，上身缓缓挺直。

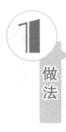

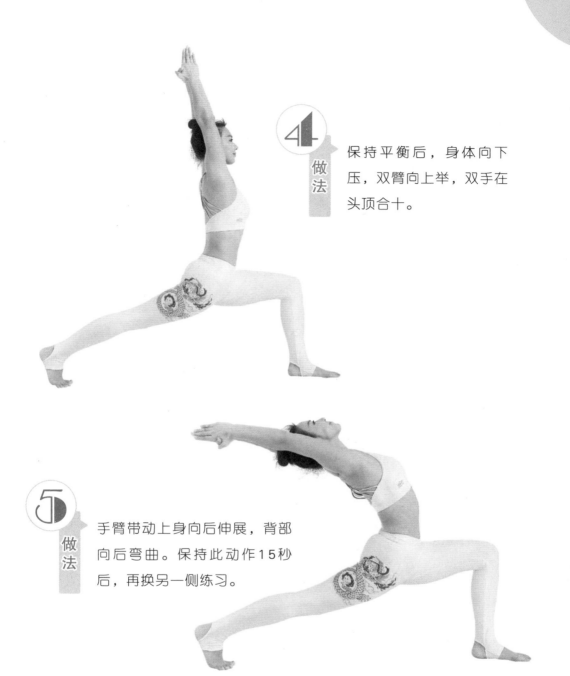

4 做法　保持平衡后，身体向下压，双臂向上举，双手在头顶合十。

5 做法　手臂带动上身向后伸展，背部向后弯曲。保持此动作15秒后，再换另一侧练习。

Tips

　　如果患有颈椎疾病，练习时不要低头。如果患有高血压，手不要举过头顶，可放在胸前做祈祷状。

单腿背部舒展式

练习此动作除了能美化背部线条外，还能刺激腹部器官，具有按摩腹部的功效。

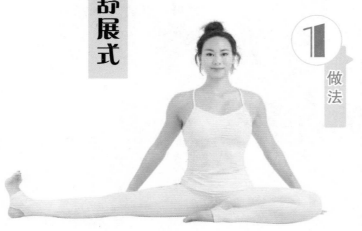

1 做法

坐立，双腿向前伸，双手放于身体两侧，左膝弯曲，左脚贴于大腿内侧，保持左膝盖贴紧地面，右腿向右侧打开，伸直，脚尖向上。

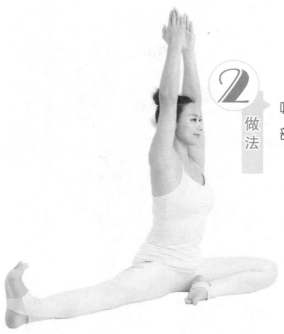

2 做法

吸气，双臂向上伸举，头部位于双臂之间。

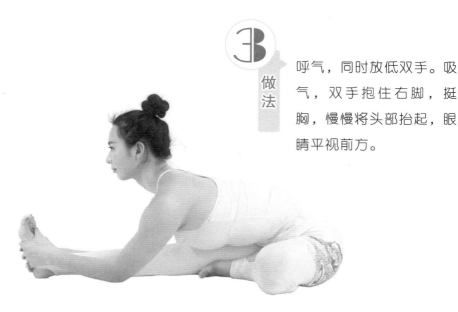

3 做法

呼气，同时放低双手。吸气，双手抱住右脚，挺胸，慢慢将头部抬起，眼睛平视前方。

4 做法

呼气，上身缓缓向下弯曲，双肘向外稍用力，以帮助上身贴于右腿，颈部放松，下颌朝膝盖靠拢，继续向下压，最终头触膝盖。保持此动作10秒。吸气，然后回到初始动作，以同样的方法练习另一侧的动作。

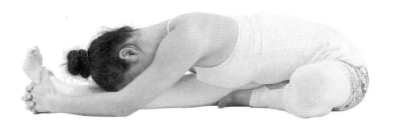

Tips

初学者如果身体柔韧性不好而无法做双手抱住脚掌的动作，不可过于勉强，以免受伤。

加强侧伸展式

舒展背部肌肉，对肩、背部产生挤压，从而有效消除背部赘肉，还能纠正驼背等不良姿势。

1 做法

双腿盘坐，双臂放于身体两侧，指尖触地。

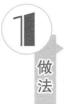

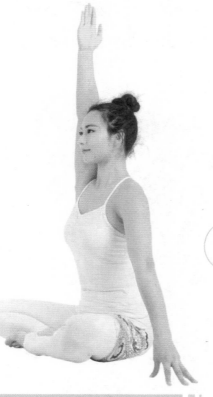

2 做法

保持脊椎挺直，吸气，右臂向上伸直，贴紧右耳，眼睛平视前方。

3 做法

呼气，保持右臂贴于右耳，将上身朝左侧压。

4 做法

右手臂向后弯曲，手掌触摸背部，保持此姿势15秒。

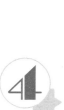

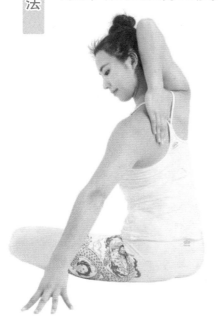

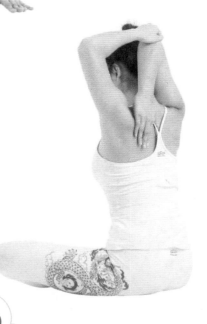

5 做法

左手握住右手肘，呼气，朝左下方拉。右手掌贴紧背部，保持此姿势15秒，然后回到初始动作，再练习另一侧的动作。

坐姿美背式

使背部完全得到伸展，从而美化背部线条。此动作还能有效按摩腹部脏器。

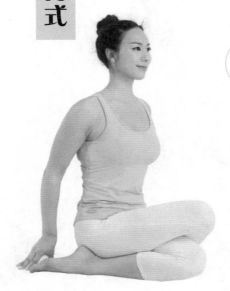

1 做法

双腿交叉屈膝，左脚贴于右腿外侧，右腿放于左腿外侧。双手指尖触地放于身后，掌心向下，背部向后伸展。

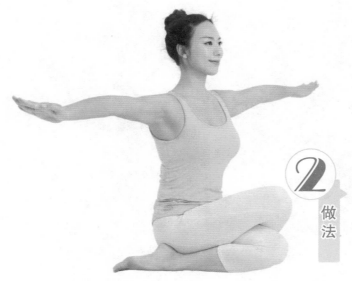

2 做法

双臂侧平举，掌心向下，保持此姿势10秒。

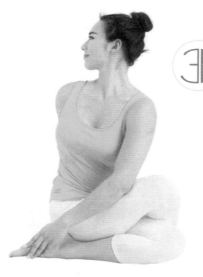

③ 做法 身体朝右侧扭转，左手扶住左脚，右手向后扶住右脚。

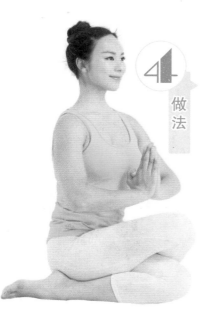

④ 做法 双手于胸前合十，保持背部挺直。

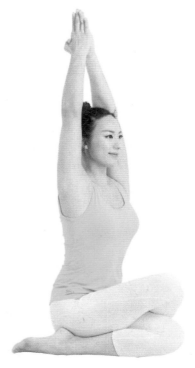

⑤ 做法 手臂上举，向上延伸，保持与地面垂直，保持此姿势10秒。

Tips

初学者如果双手扶不住脚，可将双手放于地面，感受背部的扭转。

跪式背部舒展

此动作可使背阔肌得到锻炼与强化，锻炼背部的弹性和柔韧性，消除背部赘肉，矫正背姿，同时使颈部肌肉得到舒展。

1 做法

做爬行动作，双腿并拢，双手撑地。

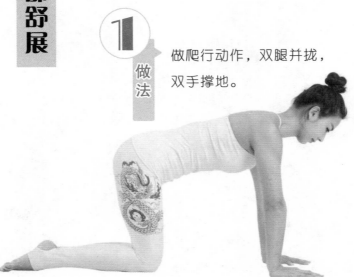

2 做法

将左膝向前移，上身向前倾，左大腿贴紧腹部。右脚向后绷直，脚心朝上，双臂向前伸，手掌撑地。

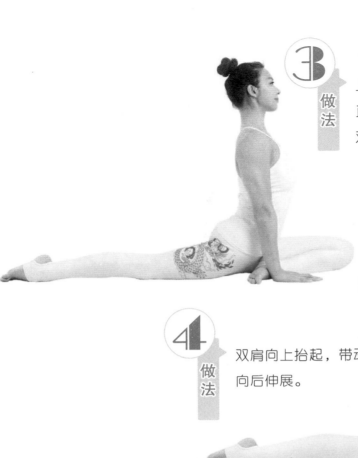

③
做法

上身直立，与地面保持垂直，保持下半身姿势不变，双臂自然撑于身体两侧。

4
做法

双肩向上抬起，带动脊椎向后伸展。

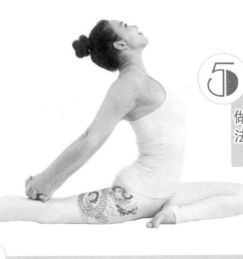

5
做法

双手于背后十指交叉，双臂伸直，上身向后仰。保持此姿势15秒，换另一侧练习。

Tips

练习时应保持脊椎挺直，如果弯腰驼背，则无法达到练习效果。

下蹲美背式

紧致背部肌肉，美化背部曲线。此动作可使颈部和背部肌肉得到放松，从而缓解颈部和背部肌肉疲劳的症状。

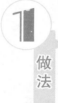

1 做法

双腿并拢，屈膝站立，双臂放于身体两侧。

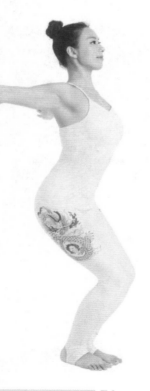

2 做法

双臂侧平举，保持与肩膀在同一水平线上，然后向身体后侧打开双臂，背部向前推。

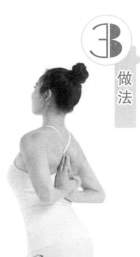

3 做法 双手于背部合十，指尖向上，保持背部向前推。

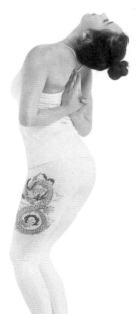

4 做法 将头部慢慢向后仰，肩部尽量向后打开。

5 做法 双臂向后伸直，双手合十，将手臂慢慢向上抬起。

狮身人面式

能有效调理脊柱，全面拉伸后背的肌肉群，消除背部多余赘肉，美化背部曲线。

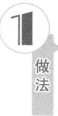

1 做法

俯卧，下颌点地，双腿伸直并拢，双手自然放于身体两侧，掌心贴地。

2 做法

屈肘，两小臂向前平行伸直，掌心向下放于头部两侧。

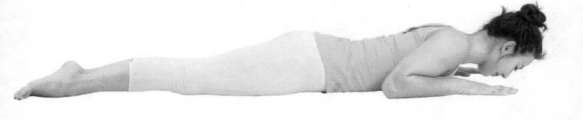

3 做法

吸气，慢慢把头和胸部抬离
地面，双臂放在地面上支撑
身体，双眼注视斜上方。

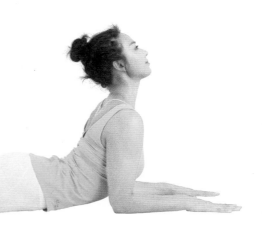

4 做法

呼气，身体慢慢还原至初
始动作。

摇摆式

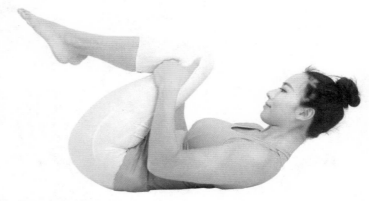

1 做法

仰卧，自然呼吸，双膝弯曲，将大腿收近胸部，双手在膝后十指交叉抱住双腿。

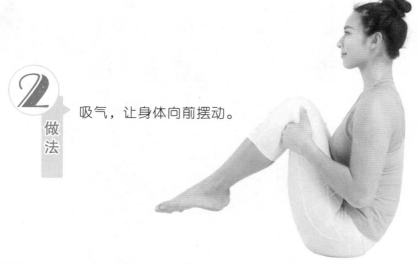

2 做法

吸气，让身体向前摆动。

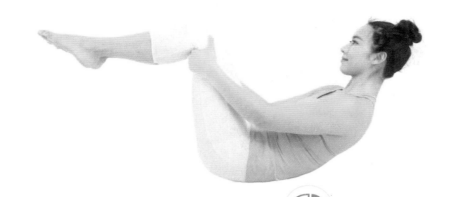

3 做法

呼气，抬头，身体向后摆动。

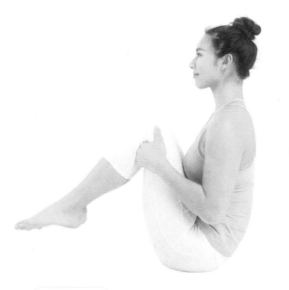

4 做法

吸气，身体向前摆动，自然呼吸，前后摇摆大概5次。

Tips

在练习之前做一些手脚热身运动可以让摇摆动作更简单易行。在整个练习过程中要挺直腰背，身体向后倒下时感觉脊柱是一节节地着地，能够感受到背部的按摩，每个动作保持3～5次呼吸；另外，要尝试将踝关节尽量拉近臀部，深深地呼吸。

脚尖跪式

功效

此体式踮脚尖的动作能够活化脚踝和脚趾的力量，还可促进脊椎的伸展，改善驼背；增强手肘、膝盖、脚踝等部位的柔韧性，避免运动损伤。

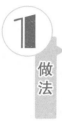

1 做法

跪坐，腰腹部收紧上提。双膝与大腿保持并拢，注意力集中在腰椎上，吸气。呼气，将头顶的部位向上延伸。

2 做法

慢慢踮起脚尖，双手可以轻触地面，以保持身体的平衡性。

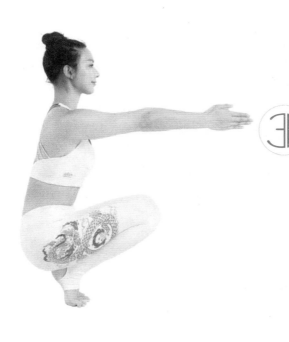

吸气，抬起双臂，向前方
伸直，保持身体平衡，脚
跟不要着地。

做法

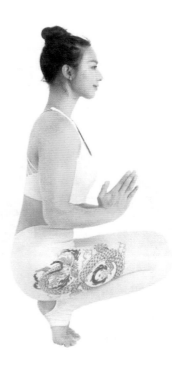

缓缓地呼气，双手慢慢在
胸前合十。保持3~5次呼
吸的时间，每次吸气时都
要上提腰椎。

做法

Tips

　　在练习过程中上抬身体时，下半身一定要保持好平衡，尽量让腰背保
持挺直，在感觉舒适的前提下保持住该姿势，配合呼吸。练习熟练后，可
将脚尖踮得更高，脊椎往上尽量延伸。

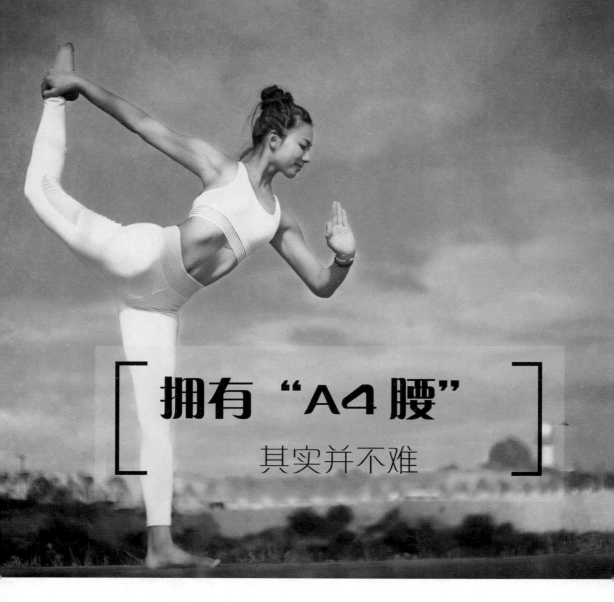

拥有"A4腰"

其实并不难

　　一提到"魔鬼身材"，人们脑海里马上会浮现出"窈窕动人""婀娜多姿"这些词汇。的确，美女除了要有漂亮的脸蛋，还要有紧致的腰身。拥有摇曳多姿杨柳细腰的女人永远都具有勾魂摄魄的吸引力。纤纤细腰，盈盈一握，优美的腰部曲线更能体现出女人身材的黄金比例。拥有细腰，我们才有驾驭美丽的资本。腰身日益臃肿，再怎么华丽的衣服都难以穿出美感。夏天为我们准备了魅惑的低腰裤、露脐装和比基尼，我们要为夏天准备性感的腰腹。各位美眉，你们准备好了吗？

脊椎扭动式

有效拉伸腰部的肌肉，加速腰部的血液循环，消除腰部脂肪，美化腰部曲线，还能使背部肌肉群更富弹性。此式还按摩了腹部脏器，促进消化与排泄，增强胰腺活力。

1 做法

坐立，脊椎挺直，双腿并拢向前伸直，双手放于身体两侧。

2 做法

左腿跨过右膝平放在垫子上，左脚后跟收至右臀处，右腿伸直。

3 做法

吸气，上身向右后方扭转，臀部不要离地，保持此姿势几秒后恢复至初始动作。

上轮式变体

使腰部的肌肉得到充分拉伸，加速腰部血液循环，从而减少腰部赘肉，还能按摩腹部脏器，促进消化。

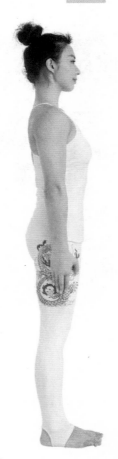

2 做法
保持站立姿势，双手叉于腰部后侧，保持平稳呼吸。

1 做法
站立，背部挺直，双脚分开与肩同宽，双臂自然放于身体两侧，眼睛平视前方。

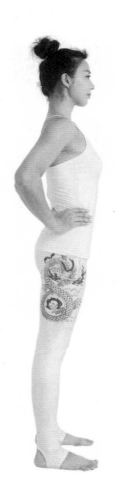

吸气，骨盆向前推送，上身朝后仰，尽量使头颈部与地面平行，将全身重心放于双腿上。

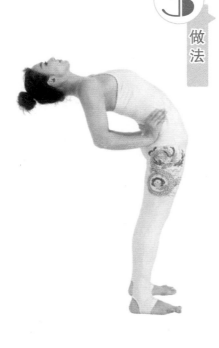

身体继续朝后仰，双臂伸开，手掌撑地，保持双肘伸直，指尖朝内。

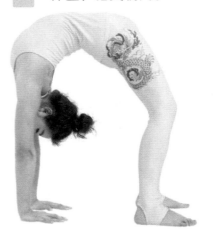

右腿保持姿势不变，左腿向上慢慢抬起，直至与地面垂直。保持此姿势5秒后呼气还原。

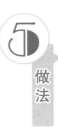

舞王式

功效

充分运动到腰背肌肉群，有效消除腰部多余脂肪，美化腰部曲线，还能使大腿肌肉得到锻炼，加强腿部肌肉力量，增强平衡感，促进全身血液循环。

2 做法

吸气，左手向上伸直，五指并拢指向上方，保持下身姿势不变。

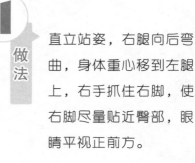

1 做法

直立站姿，右腿向后弯曲，身体重心移到左腿上，右手抓住右脚，使右脚尽量贴近臀部，眼睛平视正前方。

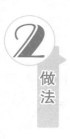

3 做法

呼气，慢慢将上身向前倾，右手带动右腿尽量抬高。保持姿势数秒后，换另一侧练习。

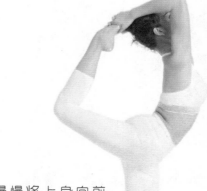

下半身摇动式

功效

能够强力扭动腰部，不但可以让腰部更纤细，还具有刺激脊椎、矫正脊椎不正、强化腰腹部肌肉的作用。

做法

仰卧，双手放在身体两侧，双腿并拢，脚尖绷直，保持自然呼吸。

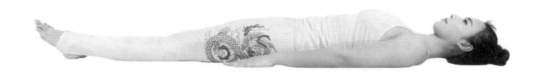

做法

吸气，双腿弯曲收回，双腿并拢向左侧落下，左手扶住右侧腰，头向右转，眼睛平视右手指尖，保持自然呼吸3～5秒。

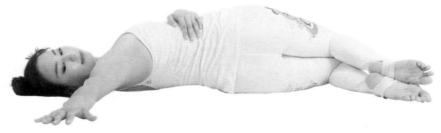

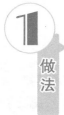

上起式

功效

可以消除腹部赘肉，调节中枢神经与交感神经，并能刺激内脏，强化肝肾功能。

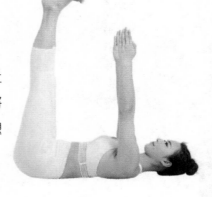

1 做法

仰卧，双臂上举，双腿伸直上举，脚后跟并拢，脚尖勾回。将意识集中在小腹上，吸气，双腿抬起90°，保持自然呼吸。

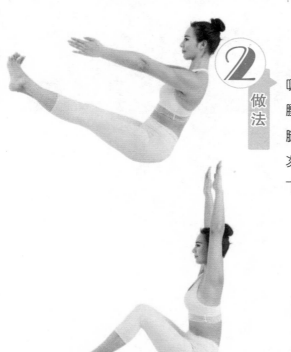

2 做法

吸气，双手抬起垂直地面，呼气后腰向下沉，吸气起身15°，同时双腿向下15°，保持呼吸3～5秒。再次吸气起身15°，同时双腿再次向下15°，保持自然呼吸。

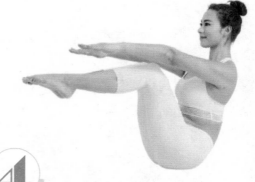

3 做法

脚掌落地，双臂上举，背部挺直，双膝弯曲，吸气，手臂向上延伸，胸、腰向前推。

4 做法

吸气，双臂向前伸。将意识集中在小腹上。吸气，小腿弯曲抬至与地面平行，膝盖并拢，脚尖绷直，保持此姿势5秒。

船头式

功效

强化腹肌和腰背肌力量，强化肝肾功能。

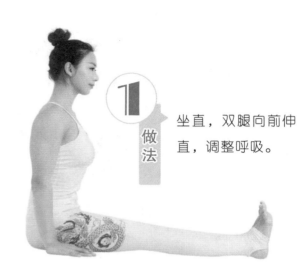

 1 做法 坐直，双腿向前伸直，调整呼吸。

2 做法 双手交叉扶于颈后，吸气，上身后仰和双腿上抬，呈V字形。保持自然呼吸10～20秒。

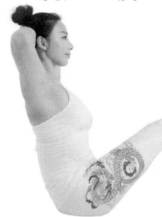

 3 做法 呼气，慢慢还原。如此反复，共3次。

扫地式

伸展并放松背部肌肉，活化腰椎和脊椎。

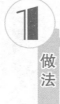

1 做法

双腿分开略比肩宽，吸气，双臂上伸。

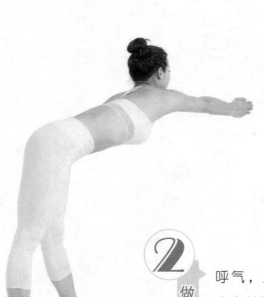

2 做法

呼气，上身向左侧45°方向前倾。

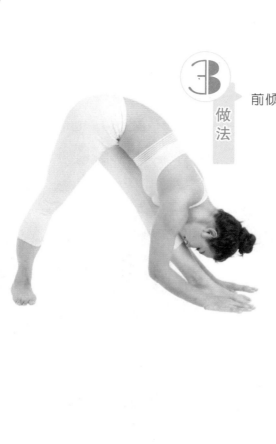

3
做法

前倾到极限，双手贴地。

4
做法

上身和双臂横移过右侧，
吸气。

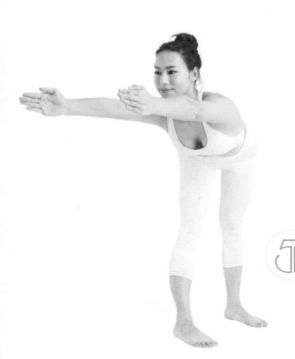

5
做法

呼气，双臂伸直，和上身一
起沿右侧45°方向抬起。

横月式

功效

此体式可以伸展侧腰肌、腹外斜肌、背肌，收紧腰、腹部，活化脊椎。

1 做法

双腿分开与肩同宽。吸气，双臂上伸，双手合十。

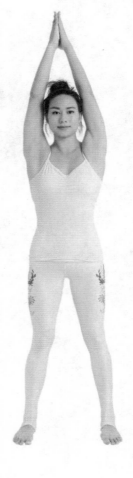

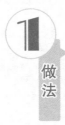

2 做法

呼气，上身慢慢向右侧弯曲到最大限度，保持数秒。还原，换另一侧。

拉弓式

减少腰、髋、臀部的多余脂肪，美化臀部曲线。

做法 侧卧，左臂向上方伸直，右腿向后弯曲，右手抓住右脚，吸气。

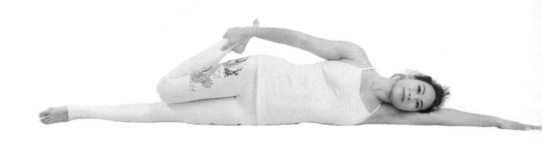

做法 呼气，上身和头部尽量上抬，右手将右脚抬高，收紧腰部、腹部肌肉，眼睛注视右脚底。保持20秒，自然地呼吸。还原，腿放松，换另一侧。

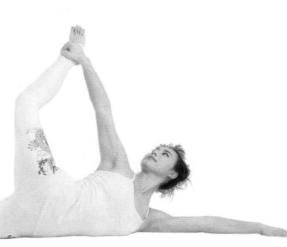

坐立扭转式

坐立扭转式可以强化腹腔器官的排毒功能，扭转的动作可按摩腹部器官，加速毒素和多余水分的排出，同时能够激活腺体分泌，加速血液循环，疏通排毒系统，从而缓解便秘和胀气，自然瘦腰美体。

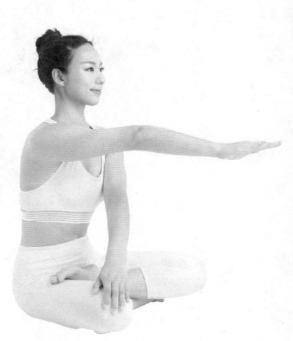

1 做法　半莲花坐，腰背挺直，双手搭放在双膝上。

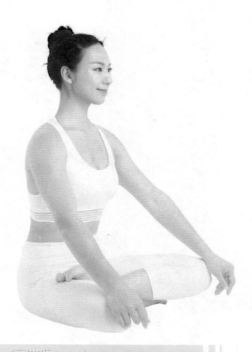

2 做法　吸气，左手放在右膝盖上，右手平举，指尖朝前。

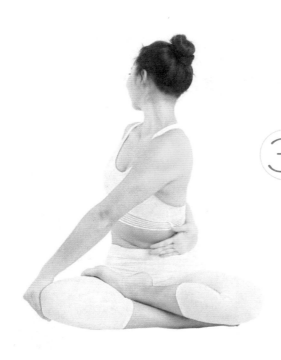

3 做法 右手带动上身向后转，右手背贴于左后腰，边呼气边扭转腰部。

4 做法 吸气，身体回正中，再做反方向扭转练习。

Tips

练习时，要注意胯部正对前方，腰椎以上自然扭转，配合均匀呼吸，将注意力放在腰部。

猫伏式

这个体式能够有效地燃烧腰部脂肪，可以让腰部曲线更加玲珑有致。对塑造臀部线条也有很好的效果。

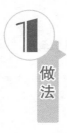
做法

俯卧，下颌点地，双腿并拢，双手平放于身体两侧。

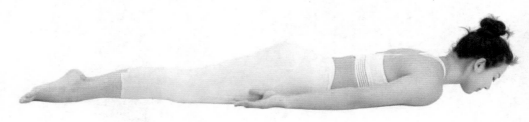

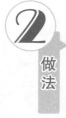
做法

双臂屈肘，双手抓住对侧肘部，吸气，上身抬起，用两臂支撑。

3 做法 呼气，肩部、臀部向上提升，腰部下压，腹部离开地面，用双膝及两上臂支撑，保持双膝和双臂不动。

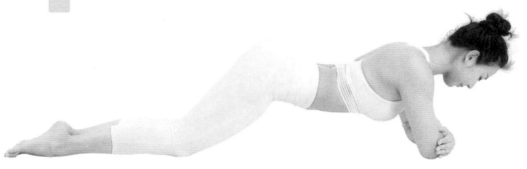

4 做法 吸气，双大臂肌肉用力，以双膝为支点撑起上半身，头、肩、胸部下压。然后，呼气，还原，重心前移，回到俯卧的姿势。

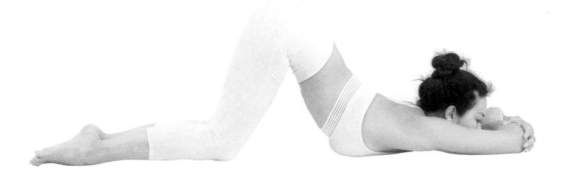

Tips

在移动过程中，肘不应该移动。

抱膝压腹式

功效 这个体式能加强髋部和腹部肌肉的力量，消除胀气和下腹痉挛，还能伸展颈部和脊柱肌肉，放松后腰。

1 做法 仰卧，双腿伸直，双臂放于身体两侧，掌心贴地。

2 做法 吸气，屈右膝，双手十字交叉，抱住右小腿。

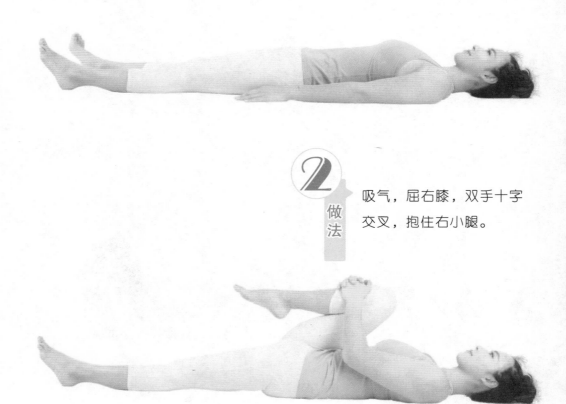

3 做法 大腿尽量靠近胸腹部，抬起上半身，用前额去触碰膝盖。

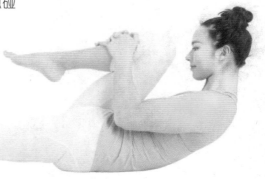

4 做法 呼气，身体慢慢还原至初始动作，然后换另一条腿重复练习。

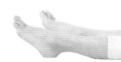

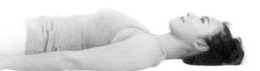

Tips

当额头接触膝盖时，应保持肩部和颈部的伸展，不要耸肩。此外，贴地的那条腿应该始终保持笔直伸展，不能弯曲。

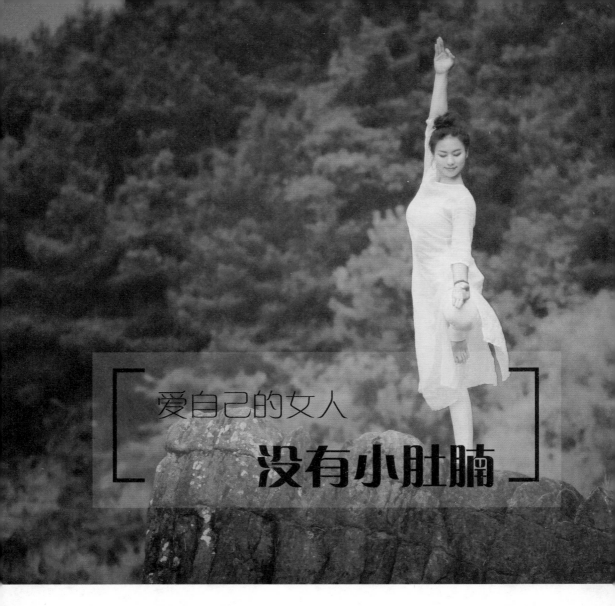

爱自己的女人
没有小肚腩

　　女人一旦有了小肚腩，就预示着她正在告诉全世界：自己不那么年轻了，新陈代谢变慢了，对生活的要求越来越低了……作为女人，挂满赘肉的腰腹不仅是美丽的致命杀手，更是严重威胁身体健康的隐形杀手。腹腔脂肪过多会造成体内新陈代谢紊乱，脏器功能失调，容易诱发高血压等疾病。也许身体某些部位的美丑有赖于基因遗传，但是腰腹部线条却可以通过后天努力打造出来。夏天想要穿上美美的露脐装吗？想去掉堆积在肚脐周围的脂肪吗？下面5式强效腰腹部瑜伽可以帮你打造紧致和完美的腹部线条。

加强上伸腿式

强化腹部肌肉，减去腹部赘肉，还可锻炼腿部肌肉，并使松弛的臀部得到紧致。

1 做法 仰卧，双腿伸直并拢，双臂放于身体两侧，掌心朝下。

2 做法 吸气，将双腿慢慢抬高，与地面成45°角。保持此姿势15秒，保持平稳呼吸。吸气，将双腿继续抬升至与地面成60°角，保持平稳呼吸。

3 做法 吸气，继续抬升双腿至与地面成90°角，保持此姿势15秒。然后呼气，还原初始动作。

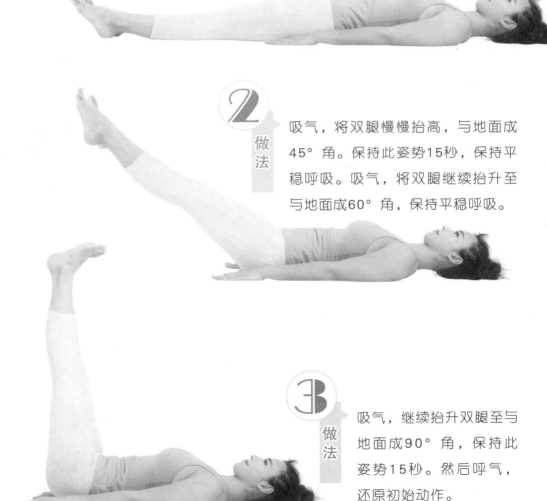

步步莲花式

功效

有效拉伸腹部肌肉，加速腰部脂肪燃烧。强化骨盆支撑能力，使臀部和大腿肌肉群得到充分锻炼，美化下半身曲线。此动作还能按摩腹部脏器，促进肠道消化功能。

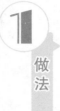

1 做法

仰卧，双手放于身体两侧，掌心贴地，眼睛注视上方。

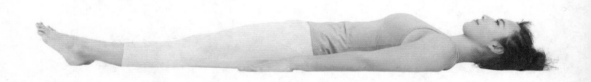

2 做法

吸气，双膝弯曲，双腿上抬，保持小腿与地面平行。

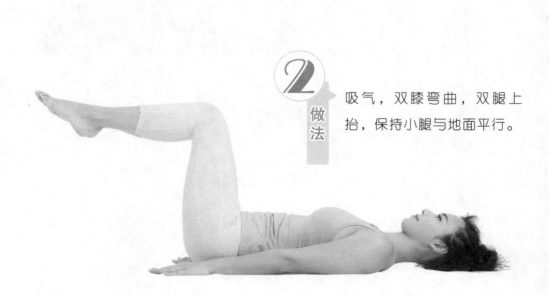

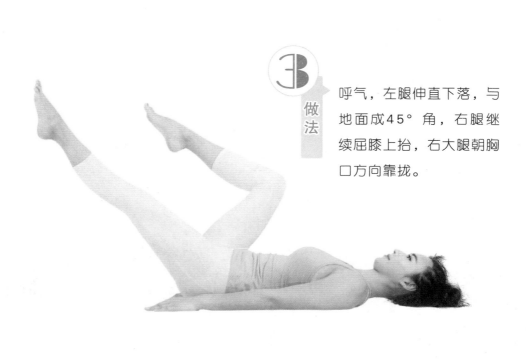

3 做法

呼气，左腿伸直下落，与地面成45°角，右腿继续屈膝上抬，右大腿朝胸口方向靠拢。

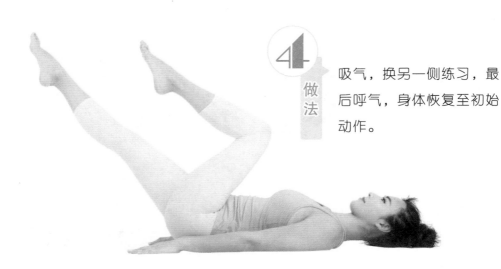

4 做法

吸气，换另一侧练习，最后呼气，身体恢复至初始动作。

仰卧单腿除气式

功效

加强胃肠排毒功能，预防便秘。

1 做法

仰卧，双腿伸直，双臂放在身体两侧，掌心贴地。

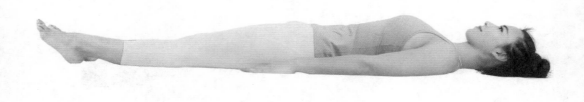

2 做法

吸气，屈左膝，双手十指交叉，抱住左小腿。

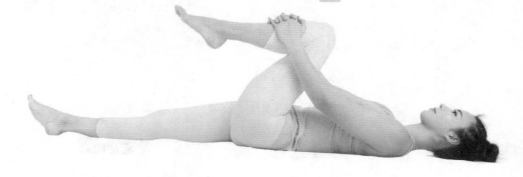

做法

左腿尽量靠近胸腹部，抬起上半身，用鼻子去触碰左膝盖。

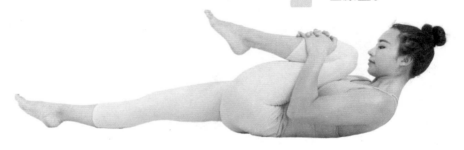

做法

呼气，身体慢慢恢复至初始姿势。换另一条腿进行练习。

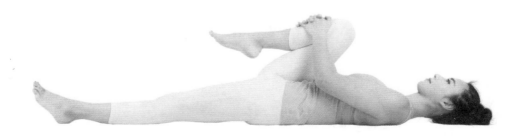

功效

此体位中身体后仰的动作能令下腹部和侧腹部的肌肉得到充分的伸展，可有效刺激腹部脂肪，促进脂肪燃烧，从而达到消除腹部赘肉的效果。

1 做法

跪坐，脚心朝上，臀部坐于双脚脚后跟上。上身前屈，胸部和腹部紧贴大腿前侧，双臂向前伸直，额头触地。

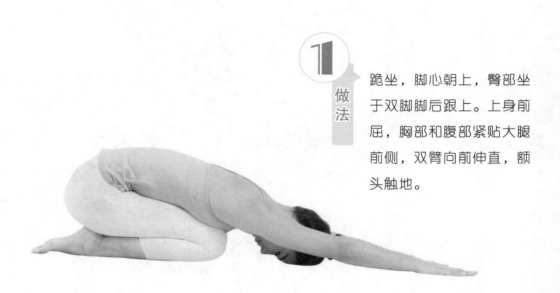

2 做法

跪立，双腿分开与肩同宽，双臂自然支撑于身体两侧。

3 做法 将双臂向上举起，抬头，眼睛注视指尖。

4 做法 身体后仰，右手触摸右脚后跟，保持右臂与身体垂直，左臂向斜上方伸直，眼睛注视左手指尖。

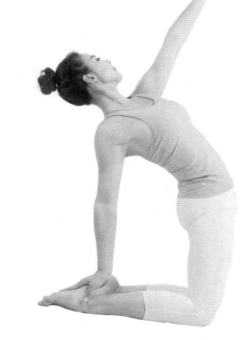

5 做法 呼气，身体继续向后仰，骨盆向前推，大腿与地面成90°角，左手臂朝后方伸直，保持此姿势15秒并调整好呼吸，然后还原至初始动作，再换另一侧继续练习。

蝎子式

使后腰变得灵活，增强腰部力量，减少腰、腹部的多余脂肪；缓解地心引力所造成的压迫，防止内脏下垂；使手臂和肩部的肌肉更有力量，使肘关节和腕关节更加强健；促进血液循环，恢复大脑活力，有助于缓解记忆力衰退。

1 做法

跪坐，双手十指交叉抱头，向前弯腰，使头顶挨住地面，后脑勺正好紧靠交叉的手指，臀部相应抬起，脚趾轻轻撑住地面，两腿慢慢伸直，使臀部抬至最高点，脊柱伸直与地面接近垂直。

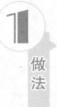

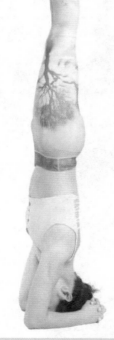

2 做法

当感到身体平衡时，弯曲双膝，双脚抬起，使弯曲的双膝尽量靠近胸部，再缓慢地将两腿伸直，直到全身呈完全垂直的倒立姿势，呈肘倒立式。

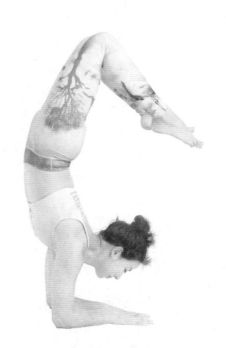

3 做法

双手分开，前臂放在地板上，重心移向手肘，在肘倒立的基础上屈双膝，双脚自然向后下垂。

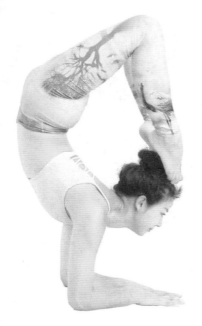

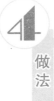

4 做法

头部抬起。背部弯曲，膝盖弯曲，使双脚掌贴近头顶。

Tips

　　整个练习中，双手撑地，手臂用力，背部、臀部肌肉收紧。完成肘倒立后，挺直的双大臂需与地面保持垂直。此外，此体式难度较大，要量力而为，避免受伤。

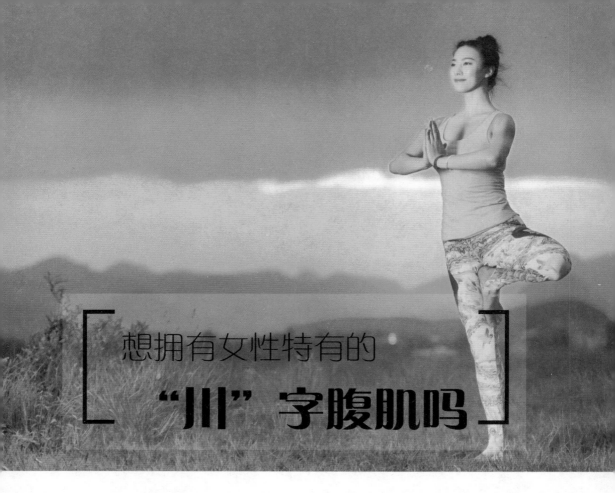

想拥有女性特有的
"川"字腹肌吗

　　腹肌并不是男性的专利，女性理想的身材标准中也是有腹肌的。只不过相较于男性的肌肉突张，女性的腹肌更多的是体现温柔和性感。漂亮的小腰腹，正看有隐约可见的竖肌肉，侧看有"微笑"的弧度，象征着青春和活力。很多美眉腹部虽然没有什么赘肉，但是摸起来却松松垮垮的，这个时候就需要进行深层次的锻炼了。表面上看似柔弱的腰腹部，其实承载着所有的脏器和生殖器官的重量。所以，加强腰腹部的支撑力是非常有必要的。

　　你知道吗，其实女性有着与生俱来的"川"字腹肌，只不过因为女性体内脂肪含量较男性高，腰腹部被厚厚的脂肪所覆盖，所以我们才察觉不到它们的存在。当腰腹部赘肉在运动中得到控制后，我们就可以着重锻炼腰腹部的肌肉群，美化和紧实腰身的线条啦！

　　下面的瑜伽动作，很适合女性锻炼腹肌哦！

船式

有效地加强腰腹部的肌肉力量，拉伸和按摩腹部器官，紧实腰腹部整体线条。

1 做法

仰卧，双腿并拢伸直，双臂高举放于头侧，掌心向上。

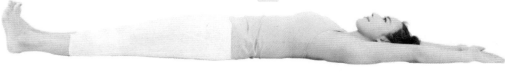

2 做法

吸气，用腹肌的力量带动头部、上身、双臂同时抬起，双臂向前伸直，掌心相对。双腿伸直，并拢上提，直到与地面成45°角，保持数秒。

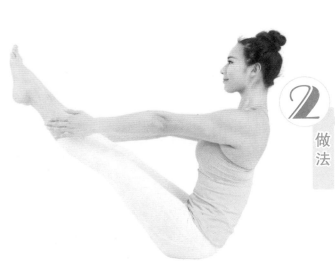

3 做法

缓缓地躺下并放下双臂、双腿，呼气还原，放松身体。

弹簧式

功效

加强腹部肌肉，减掉腰腹部脂肪，强化胃壁肌肉，对胃下垂和胃胀气有辅助疗效。

1 做法 仰卧，双臂上伸，调整呼吸。

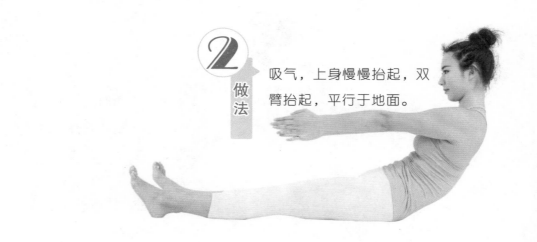

2 做法 吸气，上身慢慢抬起，双臂抬起，平行于地面。

3 做法 呼气，上身前屈，手抓住脚，尽量让胸部贴近大腿、面部贴近小腿。吸气，上身再缓缓后仰，还原到仰卧姿势。反复做6次。

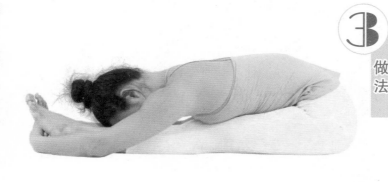

推展式

强化腹肌，挤压、按摩腹部脏器。

1 做法

坐直，双腿向前伸直，调整呼吸。

2 做法

吸气，屈双膝、双肘，大腿尽量贴胸，以臀部为支撑点。

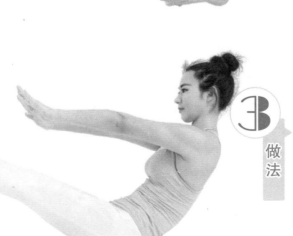

3 做法

呼气，上身后仰，双臂向前推直，双腿也伸直，身体呈"船式"，头和脚离地面约30厘米。

战士三式

功效

强健脊椎，缓解脊椎炎及背痛；帮助收缩和强化腹部器官；增强身体平衡性，激发身体活力。

做法

基本站姿，双腿伸直并拢，双臂自然垂放于体侧。

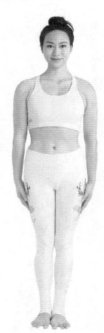

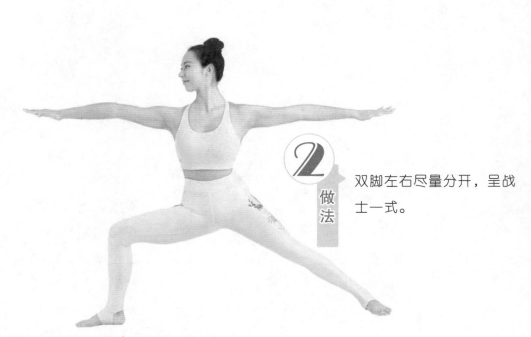

做法

双脚左右尽量分开，呈战士一式。

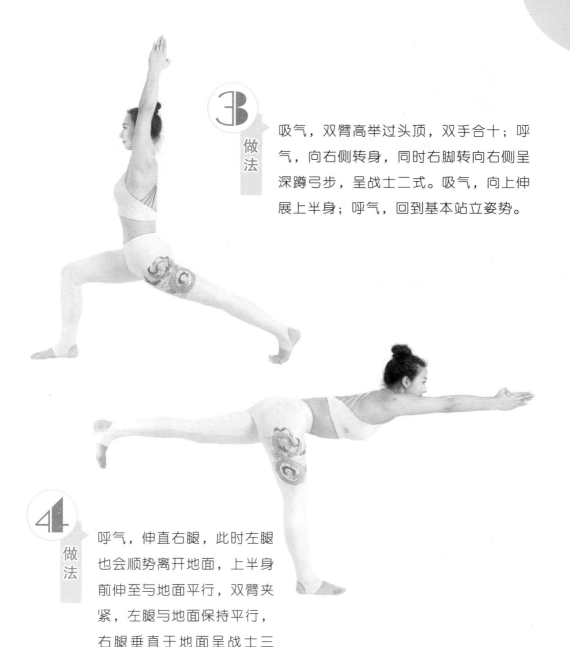

3 做法

吸气，双臂高举过头顶，双手合十；呼气，向右侧转身，同时右脚转向右侧呈深蹲弓步，呈战士二式。吸气，向上伸展上半身；呼气，回到基本站立姿势。

4 做法

呼气，伸直右腿，此时左腿也会顺势离开地面，上半身前伸至与地面平行，双臂夹紧，左腿与地面保持平行，右腿垂直于地面呈战士三式。吸气，还原直立姿势。

Tips

　　练习时不要把重心放在脚跟上，这样会阻碍身体平衡，而且还会导致胃部突出，降低身体和精神的敏感度，应该将重心放在整个脚掌上。

肩倒立式

功效

锻炼手臂关节，减轻腿、脚水肿及盆腔充血；收缩腹肌，消除腹部脂肪；促进血液循环至头部、颈部及大脑，消除紧张、失眠、头痛等症状。

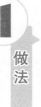 **做法**

仰卧，双腿伸直并拢，双臂自然放于身体两侧，掌心贴地。

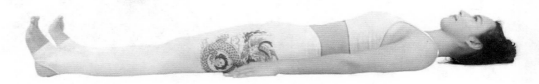

做法

吸气，向上抬起双腿，双手按压地面使背部抬离地面，然后双腿缓缓向头顶后方伸展，双脚尽量触地。

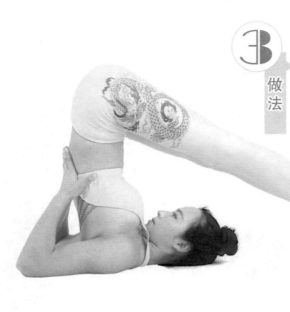

3 做法

双手扶在腰间，呼气，双腿离地，慢慢向上抬至与地面平行的位置后脚尖触地，保持数秒。

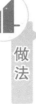

4 做法

吸气，伸直双腿，使背部、臀部和双腿都在一条直线上，且与地面保持垂直，肩部、头部、上臂和双肘撑地，收下颌抵锁骨，呼气，身体还原。

Tips

对于初学者来说，这个动作具有一定的难度。如果无法完成，可让教练帮忙，以使双腿、臀部和背部保持在一条直线上。

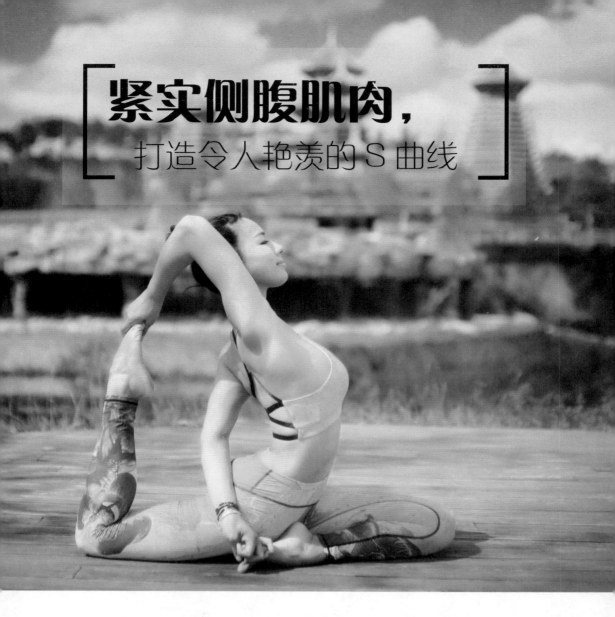

紧实侧腹肌肉，
打造令人艳羡的S曲线

　　对于肥胖者而言，最为尴尬的就是腰腹部的层层赘肉，挥之不去却招之即来。即便是很多正面看起来还算窈窕的美眉，在侧身的时候还是可以清楚地看到侧腰的赘肉，整体形象也因此大打折扣。和腹部一样，侧腰也是很容易囤积脂肪的部位，各位美眉平时可以经常伸展左右侧腰，帮助美化腰部曲线，收紧腹部的动作也可使腹部更紧实平坦。如何更有效地锻炼两侧腹肌，增强侧腹肌的弹性，使两侧肌肉线条变得紧致流畅？下面的瑜伽动作可以帮到你哦，拥有明星般的S曲线，心动不如行动，马上开始吧！

喇叭狗扭转式

充分的前屈加速了腰腹两侧的脂肪燃烧，增强了腹外、内斜肌的肌肉力量。

1 做法

身体呈"大"字形站立。双脚分开两倍半肩宽的距离，双臂侧平举且与地面保持平行。

2 做法

呼气，上身前屈，双手放在双脚间前方的地面上，指尖触地。

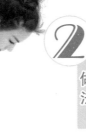

3 做法

躯干向右扭转，右手从身体后侧绕过抓住左小腿，左手抓住右脚踝，保持数秒。身体回正，换另一侧重复练习。

单腿风吹树式

功 效

这种体式在身体左右摇摆之间带动两侧腰肌运动，加强了肌肉群之间的力量和弹性。

1 做法

站立，腰背挺直，双手合十于胸前，屈右膝，将右脚掌贴于左大腿内侧，右膝向外打开。

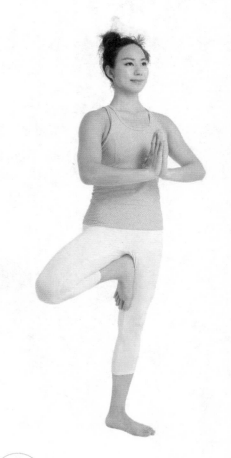

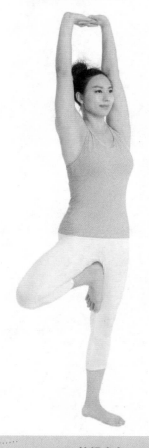

2 做法

吸气，双臂竖直上举，十指交叉，掌心翻转向上。

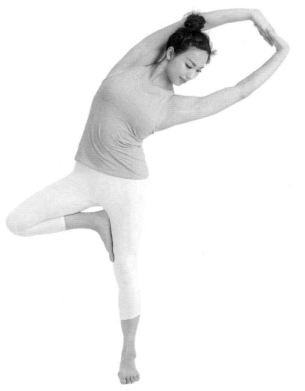

3 做法 呼气，身体向左侧弯腰至极限，保持数秒。

4 做法 边吸气，边将身体回正，做另一侧练习。

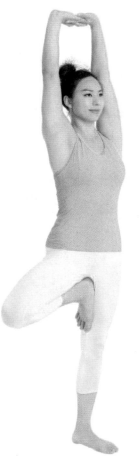

蝗虫式

具有提臀和紧实臀部肌肉的效果，使脊椎得到放松，增强背部和腰部肌肉的柔韧性，消除背部疼痛等症状。

1 做法

俯卧，下颌轻轻支撑于地面，双腿伸直并拢，双手放于身体两侧。

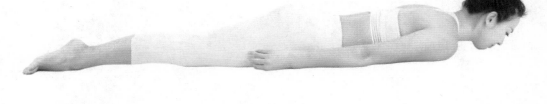

2 做法

将右腿尽量抬高，左腿朝地面用力压。头部向上抬起。保持平稳呼吸，然后慢慢将右腿放回地面，呼气，下颌轻触地面，放松全身，然后换左腿练习。

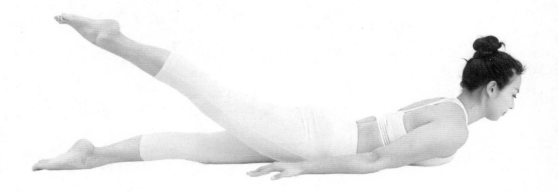

直角侧抬腿式

臀肌收紧，使臀部外侧肌肉得到强化，减少髋部、腰部赘肉，具有提臀效果，让臀部呈现优美曲线。

做法

呈跪姿，双手、双膝着地，上身和大腿成90°角，大腿和小腿成90°角。

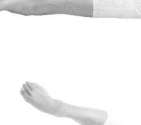

做法

呼气，右腿向外伸直且与地面保持平行，维持数秒。然后还原，换另一侧练习。

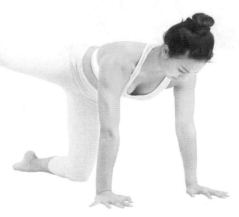

Tips

练习时腿和臀部会产生酸感，每天坚持练习，提臀效果更好。

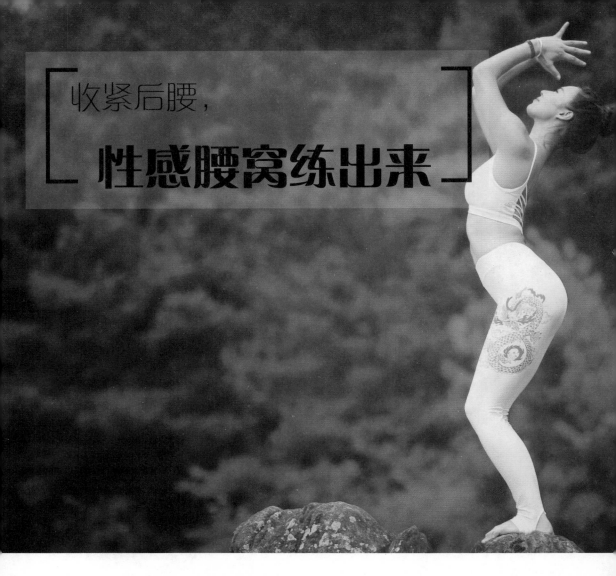

收紧后腰，
性感腰窝练出来

　　左看、右看、前看、后看……小蛮腰离不开后背与后腰的流畅曲线。市面上林林总总的性感裙装总是让我们心生向往，姐妹们，难道你不想让那些美丽的衣裙在你的身上摇曳出万种风情来吗？身材是最好的服装，打造出让所有人都忍不住想要触摸的腰窝，聪明的女人总是有办法的。尤其在夏季，拥有迷人的腰窝，无疑会让你成为男人眼里的"背影杀手"，即便不看正面也能撩人心弦。腰窝在美术界又被叫作"圣涡"，是理想的人体模特的标志之一。它又有"维纳斯的酒窝"之称，被誉为人体的性感之眼。一般只有身材匀称的年轻女性才可能有腰窝哦，而且比例极少。不妨将下面几式瑜伽练起来吧，打造专属于你的性感与魅力。

眼镜蛇式

强化背部肌肉，使背部所有的肌肉群都得到伸展，消除背部的僵硬紧张；训练腰臀肌肉，使腰臀衔接处的曲线更加完美；促进血液循环，强化脊椎。

1 做法

俯卧，双脚伸直并拢，脚背贴近地面，下颌触地。手肘弯曲，双手放于肩膀下方，下掌撑地。

2 做法

吸气，双臂伸直，上身离开地面，保持腹部以下的部位贴着地面，眼睛注视上方。

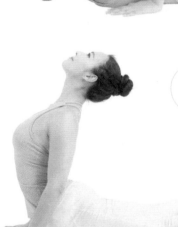

3 做法

吸气，将下颌慢慢抬高，头部后仰，保持平稳呼吸，保持此姿势数秒后放松身体。

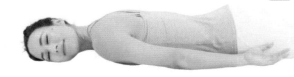

站立扭转式

扭转过程中能绷紧和拉伸背肌，完善背部线条。同时能消除腰腹两侧及腹部的多余脂肪，按摩腹部内脏器官，促进消化，消除腹部胀气。

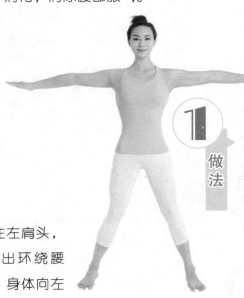

1 做法

站立，双腿分开与肩同宽。吸气，双臂打开，呈一条与地面平行的直线。

2 做法

呼气，右手握住左肩头，左手从背后伸出环绕腰部，掌心向外。身体向左后方扭转，头向右转。

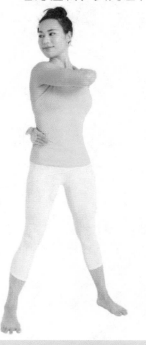

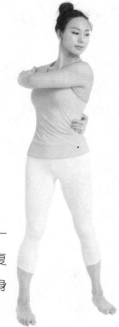

3 做法

吸气还原，换另一侧进行练习。重复3~5次练习后，身体恢复至基本站姿。

身腿结合式

功效

伸展背部肌肉，美背细腰；拉伸脊柱，调节消化系统；按摩腹部器官，改善消化不良及便秘；刺激脊柱神经，调理内分泌系统。

1 做法

仰卧，双腿并拢，双臂平放于身体两侧，手掌贴地，抬起双腿，使双腿垂直于地面。

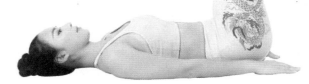

2 做法

吸气，将双腿伸向头顶上方，将脚慢慢放在垫子上，双臂在背后伸直，双手交叉握拳。

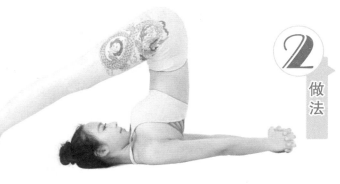

3 做法

双手支撑腰部，脚背着地，放在头顶后方的垫子上；呼气，慢慢地弯曲双膝，尽量将膝盖放在耳侧。

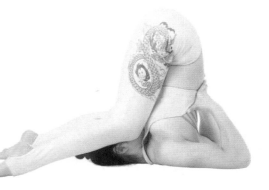

功效

此体式可以充分拉伸脊椎，纠正脊椎弯曲与双肩下垂，增强脊椎力量。

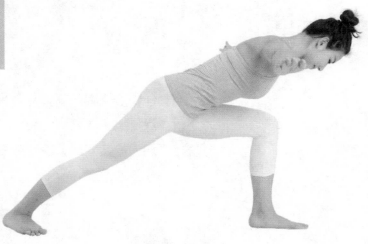

2 做法

双臂向两侧打开呈一条直线，与地面平行，向左右侧延伸。左脚向前迈出一步，身体自然下倾，使左小腿与地面垂直，面部朝下。

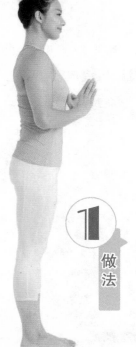

1 做法

站立，双腿伸直并拢，双手于胸前合十。

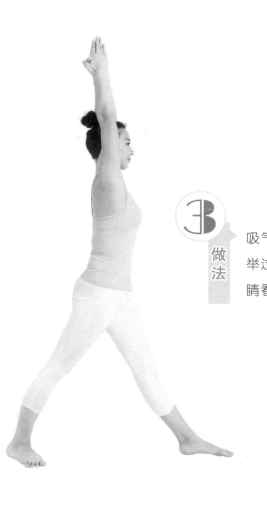

3

做法

吸气，身体回正，双臂上
举过头顶，双手合十。眼
睛看向前方，保持数秒。

4

做法

收回双臂、双腿，身体恢
复至初始姿势。

卷腹上提式

充分伸展背部，放松背部肌肉，美化后腰整体曲线；整个脊椎能得到伸展，有利于调养脊柱神经。

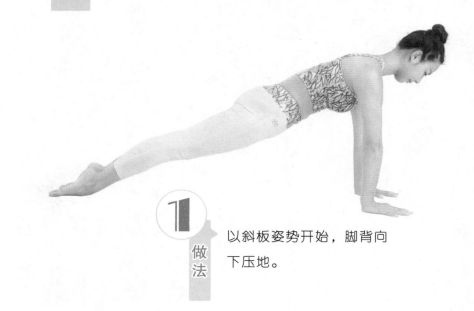

1 做法

以斜板姿势开始，脚背向下压地。

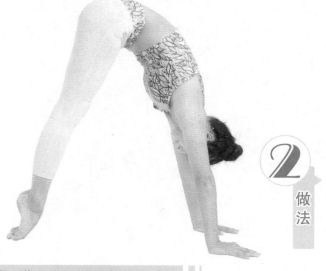

2 做法

吸气，含胸拱背，臀部向上提，双脚尽可能拉到手掌跟后方。

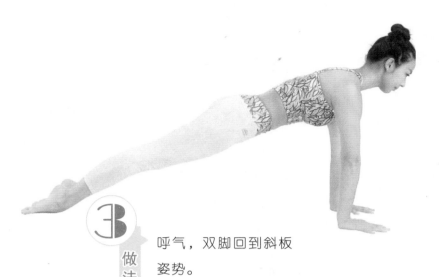

 做法

呼气，双脚回到斜板
姿势。

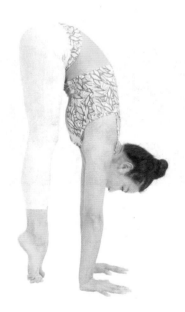

4 做法

双腿向前移动至紧贴
胸部。呼气，放松。
每次练习3~5次。

5 做法

吸气，双腿继续向前移动，
直至双腿与地面垂直。

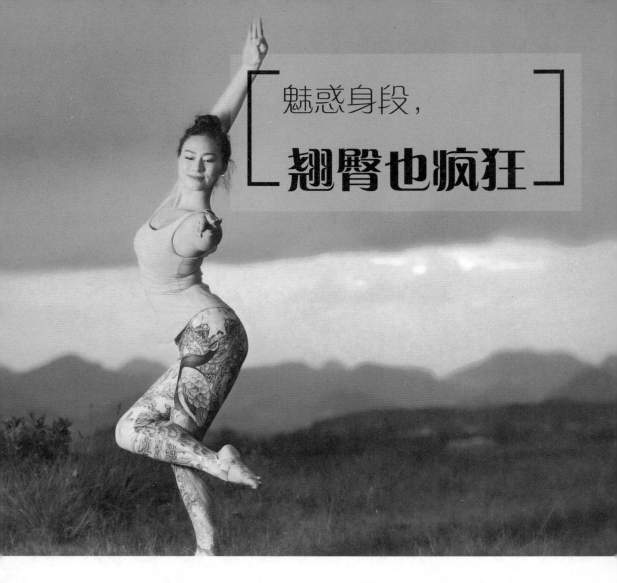

魅惑身段，翘臀也疯狂

　　现如今，我们早已不再单纯地追求瘦，以瘦为美了，前凸后翘的健康身段才是我们所渴盼的身材，翘臀自然是其中的硬件标准。紧实挺翘的臀部无疑可以为我们增添性感的筹码，有着健美迷人的力量。不要总以为那些女明星的美臀是天生的，她们对臀部的雕琢和呵护，远远超出你的想象。现实生活中，很多美眉久坐不动，往往导致臀部肥大、下垂等，影响了整体的身体曲线。想要拥有浑圆挺翘的美丽臀线吗？跟着瑜伽冠军练起来吧。只要好好把握机会，巧妙利用办公室和居家的空隙时间，拥有蜜桃般的翘臀也不难哦！

侧举腿式

增强臀肌、侧腰肌、腹外斜肌的紧实度，消除腰腹臀部赘肉，还可以美化腿部曲线。

1 做法

身体侧卧，呈直线，双手体前扶地，注意呼吸。右手撑地，抬起上身。

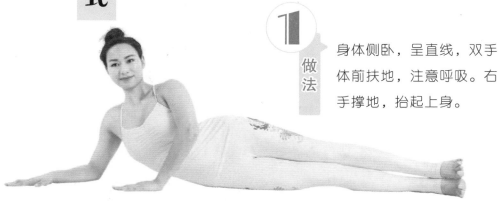

2 做法

吸气，臀肌和侧腰肌收紧，双腿并拢向上抬起。自然呼吸，动作持续6秒。呼气，还原，再练习2次，然后换另一侧练习。

3 做法

呼气，还原，平躺，身体放松。

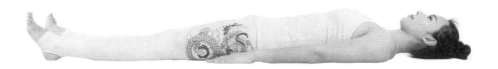

单腿舞式

功效

具有强化臀中肌、臀大肌、股四头肌的作用，能消除臀部及其周围的赘肉，紧实臀部，还能强化膝关节功能，缓解大腿、膝盖的疼痛。

1 做法

站立，挺直脊椎，双腿自然张开，双臂自然下垂。

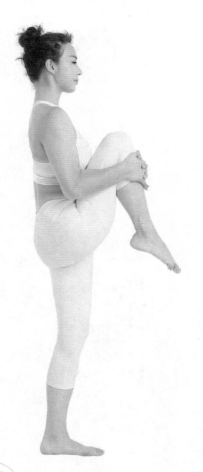

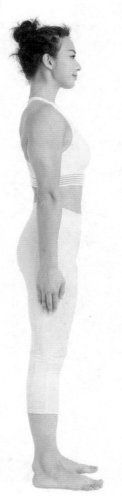

2 做法

右腿弯曲，双手抱住右膝上抬，使其紧贴于腹部，脚背绷直，眼睛凝视前方。

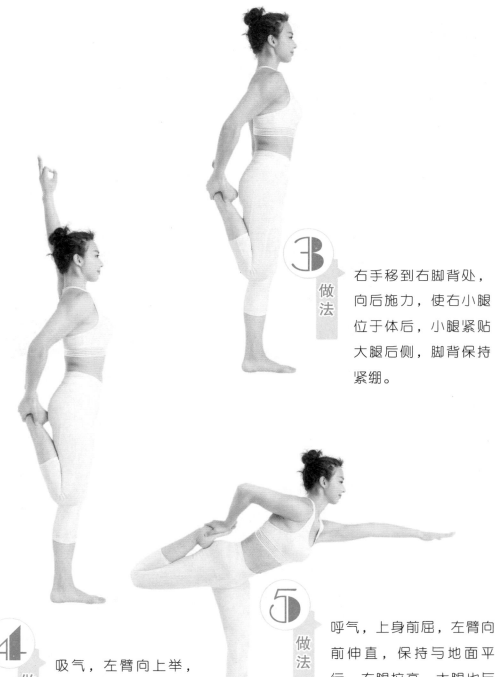

③ 右手移到右脚背处，向后施力，使右小腿位于体后，小腿紧贴大腿后侧，脚背保持紧绷。

做法

④ 吸气，左臂向上举，抬头挺胸，收腹，眼睛平视前方。

做法

⑤ 呼气，上身前屈，左臂向前伸直，保持与地面平行，右腿拉高，大腿也与地面平行。坚持数秒后还原，换另一侧练习。

做法

头顶轮式

功效

紧实臀部，预防臀部下垂，强化腿部力量。练习此式还可放松和强化腹部肌肉群，使内脏器官和腺体受益，血液循环得到改善。

1 做法 仰卧，双膝弯曲，尽量将双脚靠近臀部。

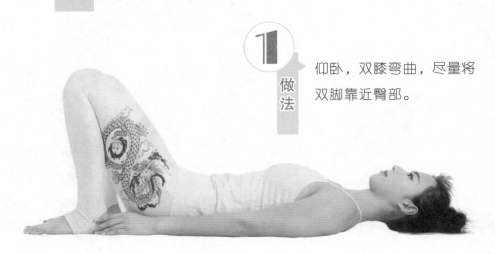

2 做法 双手向后翻至头部两侧的垫子上，指尖指向双肩的方向，向上撑起背部。

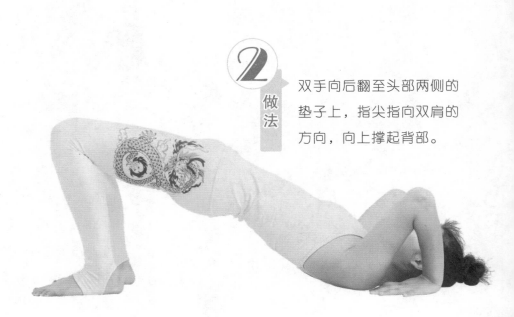

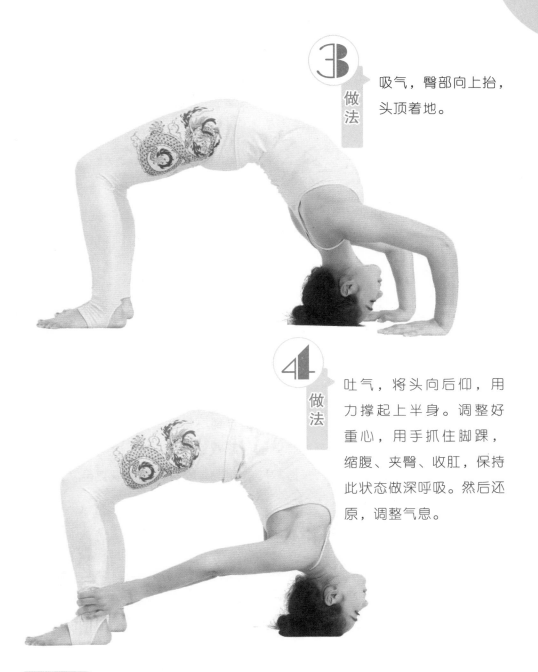

3 做法 吸气，臀部向上抬，头顶着地。

4 做法 吐气，将头向后仰，用力撑起上半身。调整好重心，用手抓住脚踝，缩腹、夹臀、收肛，保持此状态做深呼吸。然后还原，调整气息。

Tips

　　每个动作需保持数秒，将注意力放在臀部肌肉上，将臀肌夹紧、收腹缩肛，保持至肌肉有酸痛感，施力后会有意想不到的提臀效果。腰部有伤、严重腰椎病、眩晕症、高血压、低血压患者不适宜练习此体式。

飞蝗虫式

此式具有提臀和紧实臀部肌肉的效果，也能使脊椎神经得到滋养，增强背部和腰部肌肉的柔韧性。

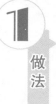

①做法　俯卧，下颌抵住垫子，双腿伸直并拢，双手放在身体两侧，掌心向下。

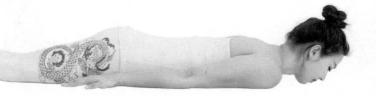

②做法　吸气，双臂带动上半身尽量向后方拉伸，抬头，尽量让胸部离地，同时抬起双腿，让头部、上半身和腿部向上抬起，保持数秒。呼气，放松，身体恢复至初始姿势。

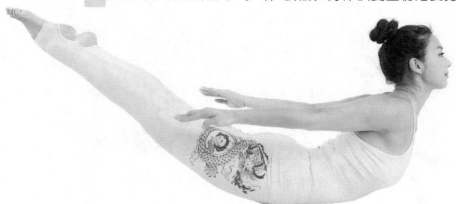

Tips

背部有伤者慎练此体式。腿上提时应收紧臀部和大腿肌肉，以免背部受伤。

半弓式

功效

强化背、腰、臀部的肌肉，伸展腹直肌，美化臀形。

做法 1

俯卧，双臂向头上方伸直，调整呼吸。

做法 2

左臂后伸，右腿曲起，左手抓住右脚。

做法 3

吸气，上身和腿部尽量向上抬起，臀肌收紧，用力抬高大腿。自然地呼吸，保持数秒。呼气，身体落下还原成俯卧的姿势，换腿再做。

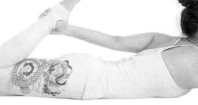

踮脚翘臀式

具有美化臀部线条、紧实臀部肌肉及提臀的效果，还可以拉伸腿部肌肉，美化腿形。

1 做法

双腿自然分开站立，双臂自然下垂，眼睛直视前方。

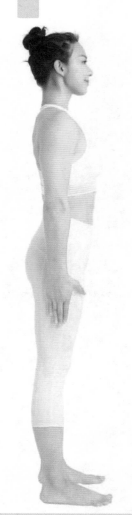

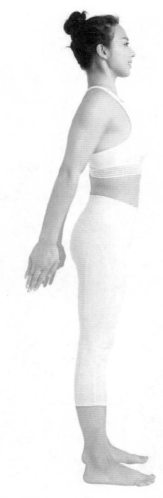

2 做法

身体向前倾，两臂向后延伸，臀部向后翘，尾椎向后顶，腰椎向前倾。

3 做法　双手虎口叉在臀部下缘，抬头挺胸，眼睛直视前方。

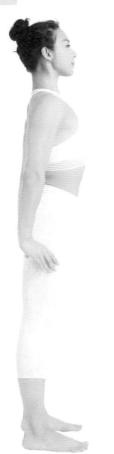

4 做法　上身向后仰，下身保持不变。

5 做法　抬起脚跟，上身尽量向后仰。腰腹部向前推送，眼睛平视前方。

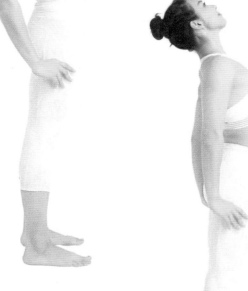

飞鸟式

强化背、腰、臀部肌肉，收紧臀部，放松肩关节。

1 做法

俯卧，双臂向头前方张开，调整呼吸。

2 做法

吸气，双臂、上半身和双腿向上抬起，收紧背、腰、臀部肌肉。自然地呼吸，维持10~20秒。

3 做法

呼气，还原落下，反复练习3次。

功效

舒缓背痛及背部僵硬等症状，美化臀部线条。

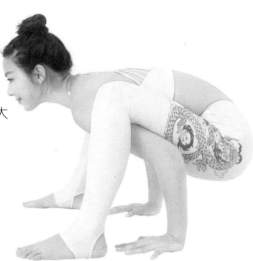

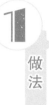

1 做法

山式坐姿，屈左膝，将左大腿落于左大臂上；屈右膝，将右大腿落于右大臂上。

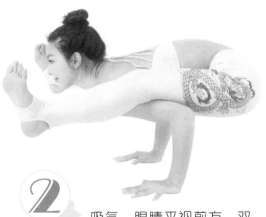

2 做法

吸气，眼睛平视前方，双手撑于地面，将臀部和腿部抬起，保持3次呼吸。

3 做法

呼气，放松。

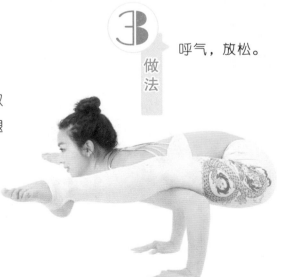

高跟鞋式

功效

这个体式尤其适合长期伏案工作的女性，它可以帮助矫正驼背和双肩下垂等不良体态，消除背痛、腰痛、脚踝痛等症状，提高臀线。

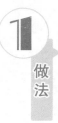

1 做法

金刚坐姿，腰背挺直，身体放松。

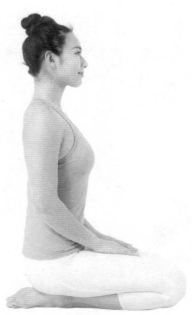

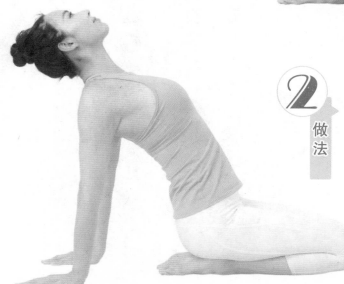

2 做法

双手放在臀部的后方，手掌着地，吸气，扩胸，抬头，后仰。

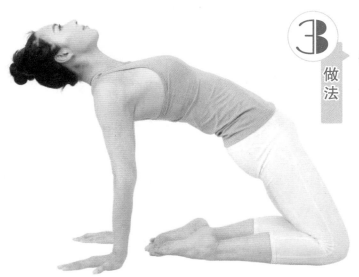

3 做法 臀肌收紧，将臀部向
上抬起。

4 做法 臀部继续往上抬，颈部放
松向后仰，停留几秒钟。

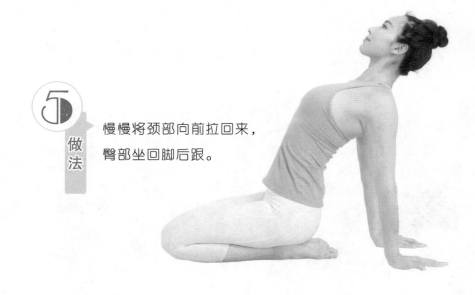

5 做法 慢慢将颈部向前拉回来，臀部坐回脚后跟。

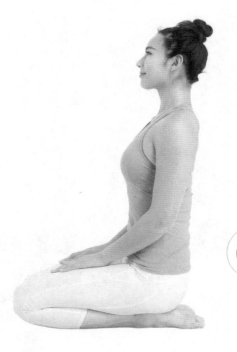

6 做法 双手慢慢放回大腿，恢复原来的金刚坐姿。

在练习过程中，要始终保持胸腔向上和推髋向前，让腹部前侧的肌肉群得到充分的伸展和锻炼。

小桥式

功效

改善血液循环，缓解背痛；强化颈椎、胸椎、腰椎的功能；收紧臀部，美化臀部曲线；强健双膝、大腿及背部的肌肉。

1 做法 仰卧，屈膝，双脚跟尽量靠近臀部，双手抓住双脚脚踝。

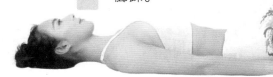

2 做法 深深地吸气，抬起上半身、臀部、大腿，支撑点在双肩和双脚上。

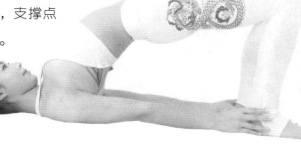

3 做法 呼气，双手撑起腰部，向下伸直双腿。

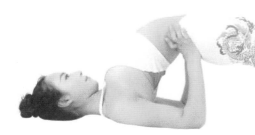

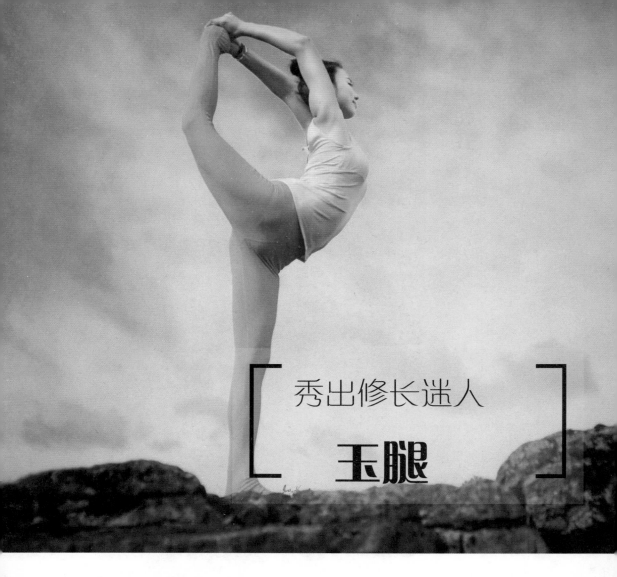

秀出修长迷人

玉腿

　　清凉摇曳、裙裾飞扬的季节，多想拥有一双细致嫩滑、曲线迷人的美腿。纤细修长的双腿往往最能吸引人们的目光，更能散发出女性的独特魅力。美腿能使我们的体形显得修长、苗条，对女性的风度气质有着很大的影响。只要腿部肌肉匀称，肌肤细腻莹润，没有赘肉，就算是普通女性也一样可以秀出性感。想要去掉赘肉，紧实腿部线条，打造模特般的修长美腿，最有效的方法就是运动。想拥有美腿的朋友不妨试试瑜伽，它会让你的腿部变得紧实匀称，对强健腿部肌肉也有很好的效果，还能在视觉上拉伸双腿的长度，增加美感。

半脚尖式

功效

此体式可以使小腿充分受力，刺激下半身血液循环，消除肥胖的"萝卜腿"。此动作还能改善腿部水肿的现象，防止腿部静脉曲张。

1 做法
双脚并拢站立。

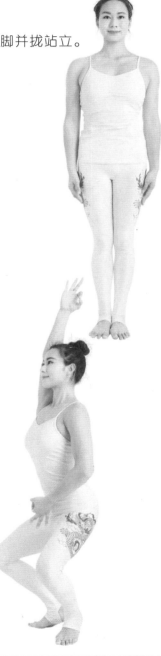

2 做法
双脚打开，下蹲，膝盖向外侧打开，踮脚，脚后跟相对，全身的重量落在脚尖上。双手放于膝盖上，食指与拇指相扣呈莲花指样，掌心朝外。

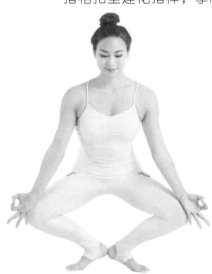

3 做法
双手继续保持莲花指样，右手向上伸展，靠近头部。左手向下伸展，手肘弯曲，靠近腹部。调整呼吸，然后慢慢放松，回到初始动作，并按摩一下脚尖。

踩单车式

功效

紧实大腿，消除腿部赘肉，改善小腿曲线，美化腿形。此动作还可以预防内脏下垂，促进全身新陈代谢，防止下半身肥胖。

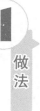

1 做法 平躺，两手自然放于两侧。

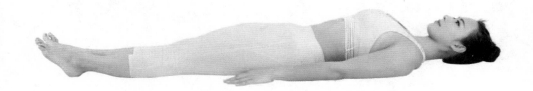

2 做法 吸气，将双腿抬起，与地面垂直，脚心朝向天花板，吐气。

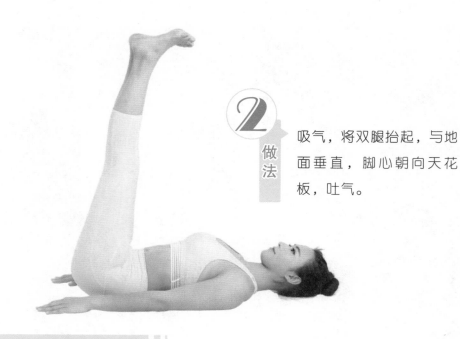

3

做法

吸气，臀部上抬，双手撑腰，身体重心放在手上，保持不动，深呼吸。

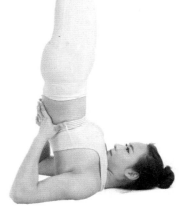

4

做法

配合呼吸的节奏，双脚以踩单车的方式轮流踩动。坚持练习10秒以上，然后再慢慢还原身体。

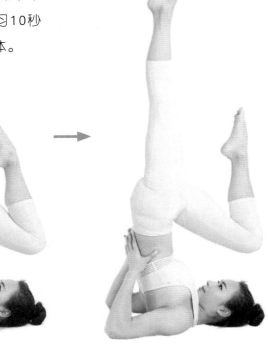

平衡组合式

此套动作能紧实双腿，使腿部肌肉更为匀称和强健，还能快速打造纤细的大腿，美化腿部线条。

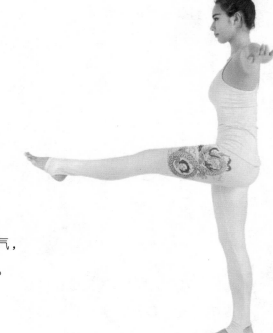

1 做法

站立，两腿并拢，吸气，双臂展开与地面平行。

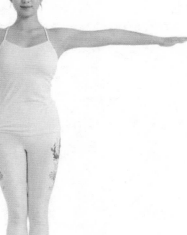

2 做法

呼气，缓缓抬起左腿，直至与地面平行，脚尖绷紧。

3 做法

呼气，左腿向身体左边打开，保持笔直的状态，双臂和左腿呈平行的状态，保持数秒。

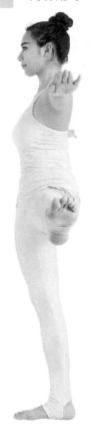

4 做法

左腿缓缓放下，吸气，双臂保持与地面平行；呼气，放松，换另一侧练习。

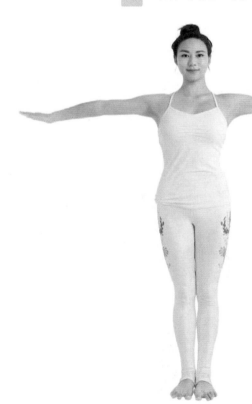

Tips

　　腿部上抬的时候要尽量向上和向外伸展，收紧双腿肌肉，以达到最佳的效果。另外，双臂也要配合完全伸展开。

功效

消除双腿水肿的症状，美化腿部线条，使其紧致纤细，还可减少腹部脂肪，提高髋关节柔韧性，缓解女性生理疼痛，调理卵巢功能。

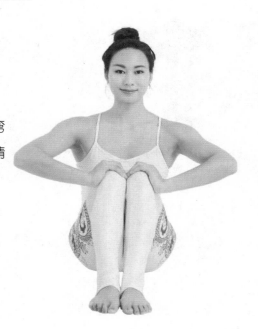

1 做法

坐直，双腿并拢，双膝弯曲，双手放于膝部，眼睛注视前方。

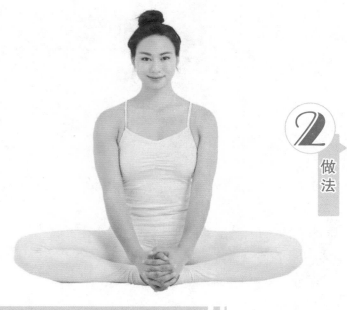

2 做法

双脚脚掌相对，脚后跟尽量靠近会阴处。

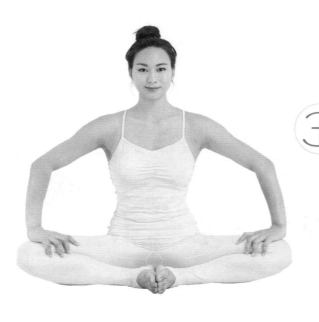

3 做法

双手置于膝盖上，双膝上抬。吸气，双肘与前臂同时用力，将双腿向下推压，尽量使大腿外侧贴近地面。

4 做法

呼气，上身前倾，直至额部触地。保持此姿势10秒，自然呼吸。然后还原，放松身体。

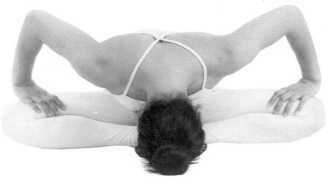

俯卧腿屈伸

燃烧腿部脂肪，紧实腿部和臀部肌肉，还能增强膝关节的灵活度，提高身体平衡感。

1 做法

俯卧，双臂置于身体两侧，掌心向下，下颌触地。

2 做法

膝盖弯曲，小腿慢慢上抬，直到与地面垂直，腹部不要离地。

3 做法

屈肘，双臂置于头部两侧，小臂紧贴地面，掌心贴地，指尖朝前。吸气，臀部上抬至最大限度。蓄气不呼，小腿上抬靠近大腿。保持此姿势10秒，自然呼吸，还原放松，反复练习。

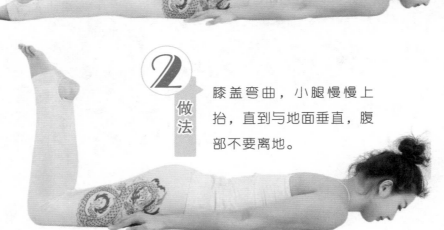

顶峰式变体

强健小腿肌肉、双踝和跟腱，可消除脚跟疼痛、僵硬，紧实小腿肌肉，美化腿形。

1 做法
呈爬行姿势，小腿贴地，脚心朝上，大腿与地面垂直。双臂与肩同宽，手掌撑地。

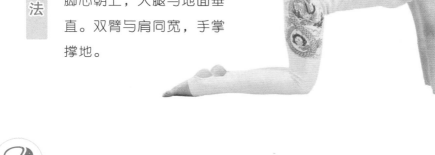

2 做法
吸气，上提臀部，伸直双腿，身体呈倒V状，下压肩背部，双臂向前伸，头置于双臂中间。

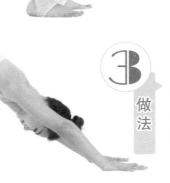

3 做法
屈右膝，使小腿贴近大腿，脚尖向上。保持10秒后恢复至初始动作，换另一侧练习。

毗湿奴休息式

此动作可有效拉伸腿部肌肉，尤其是能锻炼大腿后侧的肌肉和韧带，同时还能拉伸两侧腰部肌肉，紧致腰、腹部曲线。

1 做法 侧卧，右手支撑头部，左手放于体前，两腿伸直。

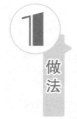

2 做法 吸气，屈左膝，左手拇指和食指钩住左脚蹈趾。

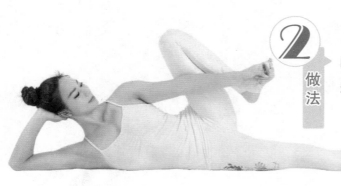

3 做法 右臂和右腿保持不动，腰背挺直，左手拉动左腿，将左腿拉过头顶。保持片刻，呼气还原，换另一条腿练习。

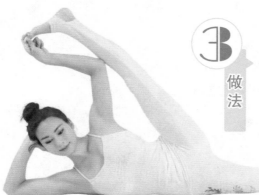

双腿交叉摆动式

功效

紧实腿部肌肉，美化腿部曲线。

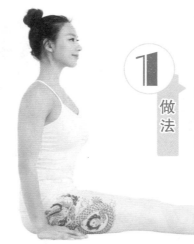

1 做法　坐直，双腿向前伸直，双臂自然下垂，双手置于臀部两侧，掌心朝下。

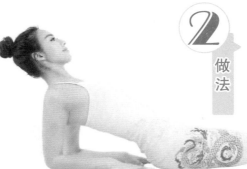

2 做法　上身向后躺，用小臂做支撑。背部挺直，眼睛直视。

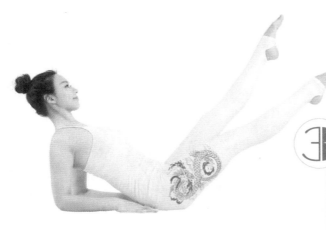

3 做法　双腿高举，脚尖绷直，上下交替摆动15次，保持自然呼吸。

功效

彻底地伸展腿部韧带，增加腿部肌肉弹性，预防小腿抽筋。

1 做法

坐正，右腿向前伸直，双手抱右脚掌，使左脚尽量贴近臀部，吸气。

2 做法

呼气，同时伸直抬起右腿，再吸气。

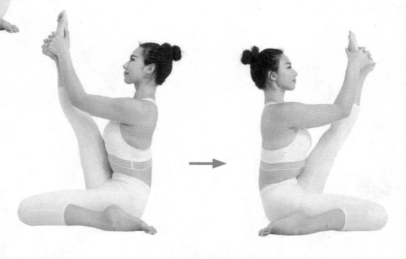

3 做法

呼气后，脊背尽量挺直，将右腿慢慢拉近身体。保持20秒，自然地呼吸。还原，换腿再做。左右腿各做2次。

V字平衡

伸展腿部肌肉、韧带，减少腿部、髋部脂肪，增强腹肌和腰背肌的力量和平衡感。

1 做法

坐正，双腿向前伸直后，调整呼吸。吸气，屈起双腿，双手抱住脚掌。

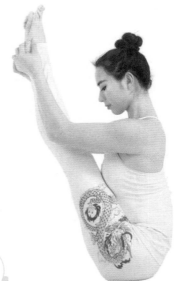

2 做法

呼气，慢慢伸直双腿，尽量贴近身体，同时脊背挺直，收紧腹部。保持10～20秒，自然地呼吸。

3 做法

还原后，再做一遍。

猴
式

功效

此体式可以使腿部后侧肌肉和韧带得到充分的伸展，美化腿部线条。

做法

右膝跪地，左腿成弓步屈膝，双手置于左腿两侧，指尖着地。

做法

身体重心向左腿移动，右腿伸直贴于地面。

3

做法

将身体重心收回，脊背与地面垂直，双臂置于体侧，双手撑地，将左腿缓慢向前伸直。

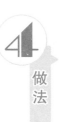

4

做法

双手于胸前合十，调整呼吸，持续10秒。然后换另一条腿练习。

初学者要根据自己的实际情况，以免拉伤腿筋。

剪刀式

加强身体的稳定性，增强髋关节的灵活性；紧实腿部肌肉，锻炼双腿的力量和韧性；收缩腹肌，强化腰腹力量。

1 做法

仰卧，双腿伸直并拢，双手自然放于身体两侧，掌心贴地。

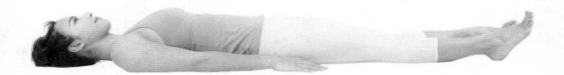

2 做法

自然呼吸，双腿上抬，与地面垂直。

3 做法

呼气，左腿向胸口的方向靠近，右腿则向反方向拉开；双腿保持伸直，呈剪刀状；吸气，双腿交换动作，如此反复交替数次后，身体还原至初始姿势。

神猴哈努曼式

此体式可以充分拉伸腿部韧带，加强腿部肌肉力量，使双腿更加匀称；促进骨盆区域和生殖器官的血液循环，使其保持健康。

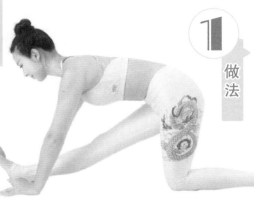

1 做法

跪姿，吸气，双手向前，手掌撑地，抬右膝，使右腿向前伸直。

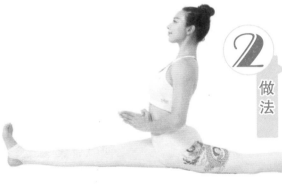

2 做法

呼气，试着伸直双腿，然后将双腿和臀部压向地面，同时，双手合十。

3 做法

吸气，双手上举过头顶，向上伸展，以保持平衡；保持数秒，呼气还原。

蹲式

有利于紧实臀部，强健大腿肌肉及膝关节。

1 做法

站立，双腿张开，双脚相距60厘米，双手拇指相对，其余四指交叉放于体前，双肩放松，后背放松，保持自然呼吸。

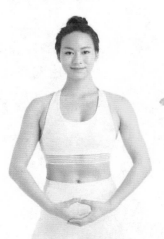

2 做法

吸气，缓缓吐气，同时身体缓慢下蹲30厘米。吸气，直立还原。

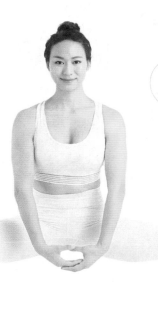

3 做法 呼气，缓慢下蹲60厘米，吸气，直立还原。

 做法 呼气，下蹲至最大限度。吸气，直立还原。

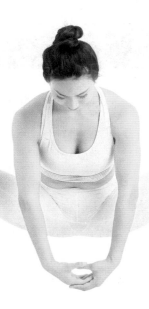

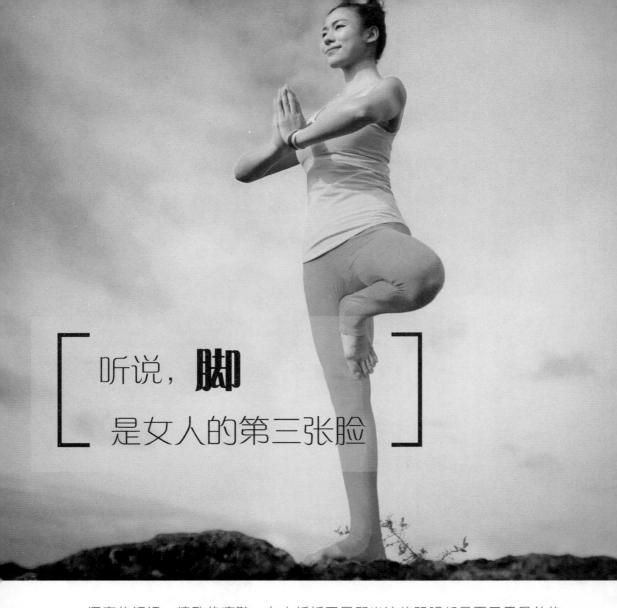

听说，**脚**
是女人的第三张脸

　　漂亮的短裙、精致的凉鞋，女人纤纤玉足和光洁的双腿都是夏日里最美的风景。一个女人美不美，脚很重要，不闻其声，先观其足，白皙而娇嫩的足，怎不叫人心生爱怜呢？夏日的长裙下，秀美的玉足更显得楚楚动人。白嫩的脚背，若隐若现，更增添了几分女人的妩媚。生活的繁忙总是很容易让我们忽视足部的保养，当双脚变得粗糙，何谈精致和美观？怎样保持足部的健康？怎样才能拥有嫩滑的双脚？平时的保养特别重要。就传统的中医观念来看，足部有着丰富的穴位，是人体新陈代谢的关键，足部的按摩和护理有益于足部的保养。此外，多练习瑜伽，想要足下生辉也不难哦！

功效

锻炼脚部关节，增强脚踝柔韧性，美化足部。

做法

双腿并拢坐在垫子上，背部挺直，双手自然放于体侧。左脚掌踩地，将右脚压在左脚脚背上。

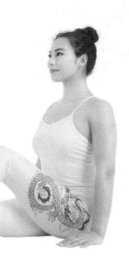

做法

上半身向左侧旋转90°，身体略微向前倾斜，双手向前移动，左手撑住地面，右手放在双腿之间。

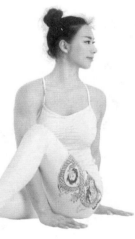

做法

双手用力撑地，慢慢抬高臀部，眼睛正视前方，保持10秒，然后恢复到初始姿势，此动作重复3次。

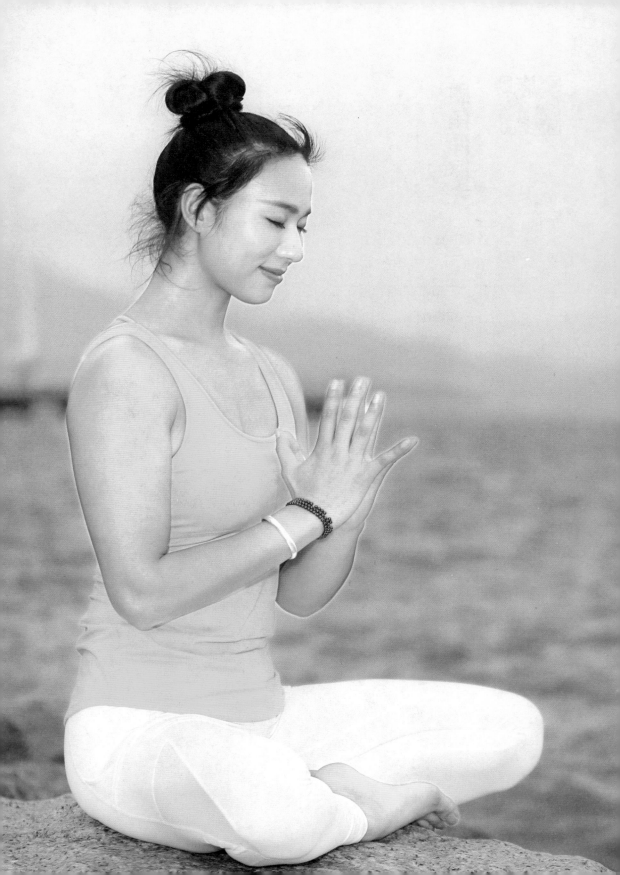

瑜伽最懂你，
不放过每一个
变美时机

瑜伽是一种包容性很强的运动方式，无论是在清晨起床、临睡前或生理期、产后这些特殊时期，都可以利用瑜伽来达到强身健体、美颜瘦身的目的。接下来我们跟着瑜伽冠军来看看，哪些瑜伽体式适合在这些时期练习呢？

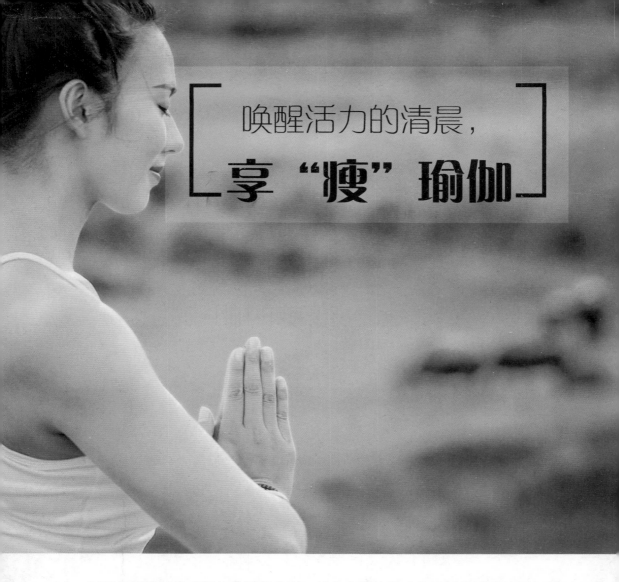

唤醒活力的清晨，享"瘦"瑜伽

　　对于想用瑜伽来减肥的美眉们来说，早上空腹练习瑜伽无疑是最佳选择。因为空腹练瑜伽消耗的能量来自脂肪，而不是肌肉，而如果在饭后练习，消耗的能量往往来自刚吃进去的糖类。一定要让身体从囤积的脂肪里获得能量，才能实现最大限度的减脂。一日之计在于晨，清晨瑜伽还能唤起我们尚未苏醒的身体，帮助我们唤醒一整天的活力和朝气。夜晚的睡眠会对我们日间损耗进行修补，清晨体内会残留大量夜间代谢后的毒素。晨光熹微中，练习瑜伽可以让脊椎和腰腹得到充分的拉伸与舒展，加快身体新陈代谢的步伐，排出体内废弃物，消除水肿。想要唤醒活力，朝气蓬勃地度过一整天吗？美眉们，一起行动吧！

拜日式

功效

拜日式是一种很有效的热身运动。练习此套动作能够舒展全身，活化脊椎，促进周身血液循环。清晨起床后做拜日式动作，有助于提高一天的代谢水平。

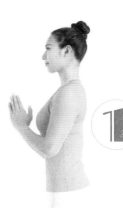

1 做法 双脚并拢直立，双手于胸前合十，腰背挺直，呈山式站立，深呼吸两次。

2 做法 吸气，上半身缓缓向后仰，收紧臀部，同时双臂向后伸直，体会脊柱舒展的感觉。

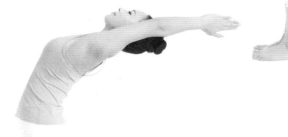

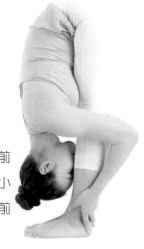

3 做法 呼气，身体慢慢向前弯，尽量让脸部贴近小腿，双手抱住脚踝，前额触碰到小腿。

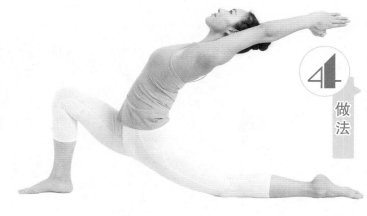

4 做法

吸气，右腿向前跨出一大步，身体下压；左腿向后伸直，小腿触地；头部和上半身向后仰。

5 做法

呼气，双手撑地，右腿向后迈，脚尖着地，整个身体保持在一平面上，呈俯卧撑状。

6 做法

吸气，双手于身体两侧撑地，下颌着地，同时，胸部也着地，臀部翘在半空，双膝着地，保持数秒。

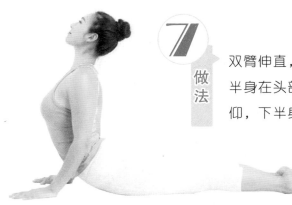

7 做法　双臂伸直，双手撑地，上半身在头部带动下抬起后仰，下半身贴于地面。

8 做法　吸气，臀部抬起，双脚掌着地，双腿绷直，上半身舒展，呈三角状。

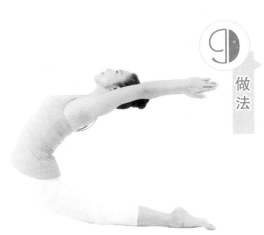

9 做法　呼气，身体恢复至做法4的姿势，保持数秒后，恢复初始姿势。

半骆驼式

功效

加强腹肌力量，加快腰腹部脂肪燃烧。来自双腿和双臂的拉伸，能加速四肢的血液循环及毒素排出，疏通淋巴系统，有效甩掉赘肉。

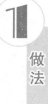

1 做法

跪立，双手于胸前合十，腰背挺直，双脚微微分开，目视前方。

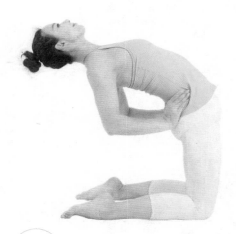

3 做法

吸气，右臂向上伸展，尽量使大腿与地面垂直。头转向左侧，目视前方。自然呼吸，保持数秒。身体还原，换另一侧练习。

2 做法

吸气，双手扶住腰部，髋部前送，脊椎向后弯曲，放松头部，头向后仰，身体慢慢向后弯。

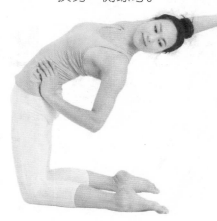

三角伸展式

功效

减少腰部赘肉，收紧腰腹部肌肉，使身体侧面线条柔和。

1 做法　双腿分开，双臂侧平举，吸气。

2 做法　呼气，上身缓缓向右侧弯曲，到极限后，右手扶小腿或脚跟，左臂尽量向上伸直。尽量保持双臂上下成一条直线，眼睛盯住左手指尖，保持10秒，自然地呼吸。

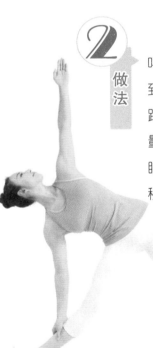

3 做法　慢慢还原，换一边再做。左右两侧各做3次。

眼镜蛇扭转式

此动作不仅锻炼胸部肌肉，强健心肺功能和柔软脊椎，还可以强健背部的肌肉和韧带，促进背部血液循环，而抬起上半身左右扭转的动作最大限度地拉伸了腰腹部肌肉，使附近肌肉群得到充分锻炼和延伸，至身体还原时，血液涌向双肾，还能强化肾脏和生殖器官的功能。

1 做法

俯卧，双腿打开，双手手掌放在胸部两侧的地面上。吸气，用双臂的力量撑起上半身，腰背挺直，目视前方。

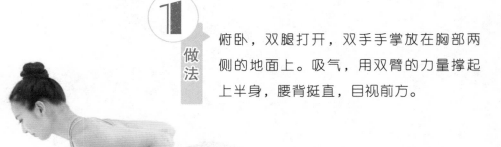

2 做法

呼气时头和上半身向左后方扭转，目视脚后跟，手臂不要弯曲。

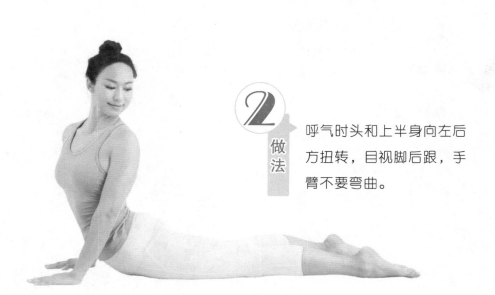

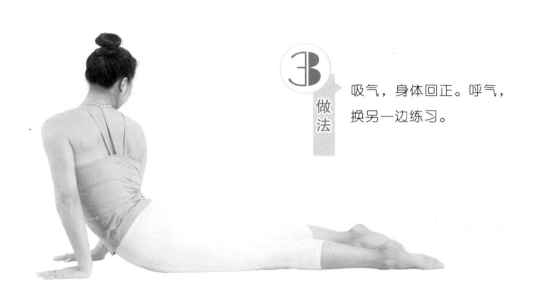

3 做法

吸气，身体回正。呼气，换另一边练习。

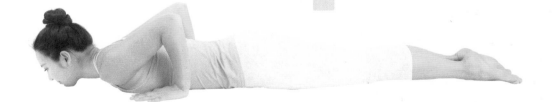

4 做法

放松，身体恢复至初始姿势。

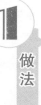

上犬式

功效

强化内脏器官功能，洁净肺部。恢复脊柱活力，缓解腰背部不适。

1 做法

俯卧，双腿向后伸直，脚背放松贴地，双脚分开与臀部同宽。双手十指张开，手掌平贴在胸部两侧地面上，指尖朝正前方。

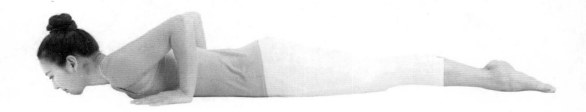

2 做法

用双臂的力量支撑起上半身，保持2~3次呼吸。

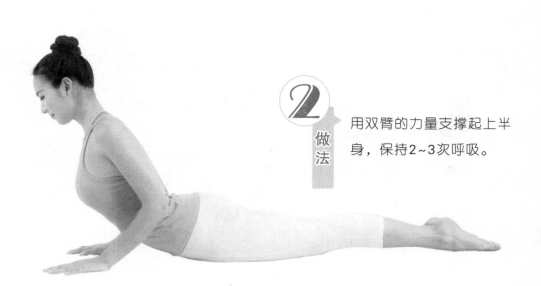

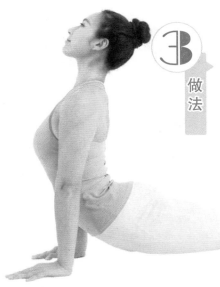

慢慢吸气，用背部力量将脊椎拉起，伸直双臂，用手臂力量辅助，尽量将背部伸直，脊柱向后方伸展。同时将双腿绷直，抬离地面，伸直双腿。下颌抬高向上看，保持此姿势，做3~6次深呼吸。

呼气，慢慢还原，身体放松。

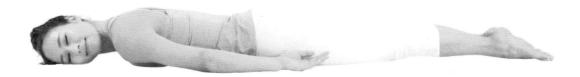

Tips

将身体重量均匀放在双臂和双脚上，尽量保持身体离开地面。呼气时，头尽可能向后仰。颈椎有问题者，不要后仰。

顶峰式

塑造臀部曲线，促进血液流向大脑，迅速缓解脑部疲劳，调节沮丧情绪。

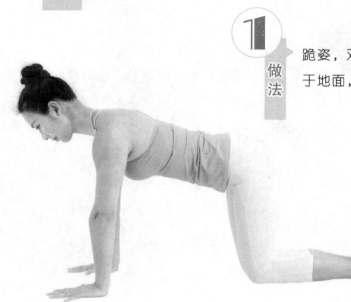

1 做法　跪姿，双脚并拢，双手撑于地面，与肩同宽。

2 做法　吸气，蹬直双腿，抬高臀部。身体呈三角形，肩背平直。

3
做法

呼气，双脚掌尽量平放于地面，眼睛注视脚尖，自然呼吸5~10次。

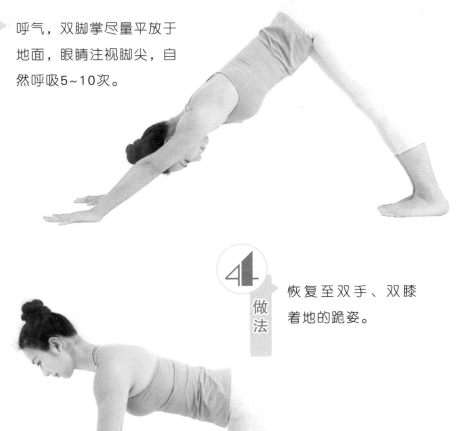

4
做法

恢复至双手、双膝着地的跪姿。

Tips

练习时可以弯曲膝盖，呼气时脚跟尽量向下压，双腿尽可能伸直，后脚掌着地。

树式

扩展胸部，增进深呼吸，有益于增强肺部功能。

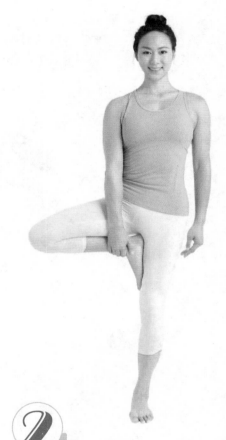

1 做法

站直，调整呼吸。

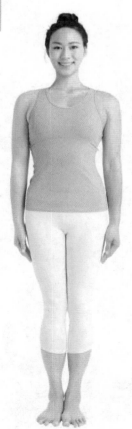

2 做法

屈右膝，右手抓右脚踝，右脚掌贴于左大腿内侧。

站稳后，双手于胸前合
十，吸气。

呼气，双臂缓缓向上伸直，肩部放松，
挺直脊柱，收紧腹部，目视前方，均匀
自然地呼吸，停留30~60秒。

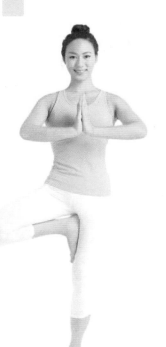

双手合十缓缓下
降至胸前，保持
10秒钟。

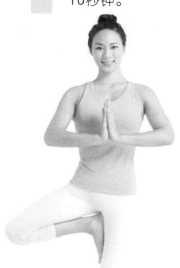

舞王式

功效

活动头部，放松颈部，使肩胛骨变得灵活；扩展胸部，增加肺活量；伸展脊椎，使脊椎和腰部更加柔韧有力；锻炼身体平衡能力，培养优雅的姿态。

1 做法

站立，腰背挺直，双腿伸直并拢，双臂自然垂放于体侧。

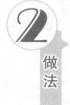

2 做法

左腿向后弯曲、抬高，左手抓住左脚尖。

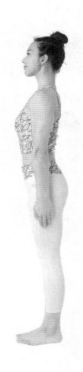

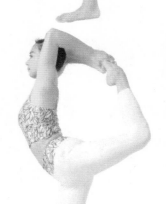

3 做法

右腿伸直，身体前倾，右手绕过脑后抓左脚，双手将左脚拉向头顶上方，颈部放松，目视前方。保持两次自然呼吸，放松，身体还原。

幻椅式

功效

幻椅式对强健双腿、平衡稳定体态都十分有益，还能强健背部的肌肉群和腹部器官；舒展肩部，打开肩关节，能有效缓解肩颈疲劳。该体式还可以修正腿形，使双腿的整体线条更为柔和紧致。

1 做法

站姿，吸气，双臂高举过头顶；双手合十，大拇指相扣，双臂向上夹紧双耳，腰背挺直，目视前方。

2 做法

呼气，屈膝，脚后跟压在地面上，双腿和双膝并拢，上半身保持挺直，假想自己坐在一张椅子上。

3 做法

身体前倾，放低躯干，抬高脊椎、胸部、头部和手臂的位置，向45°角方向伸展。收腹，吸气，保持该姿势30秒，身体还原至初始姿势。

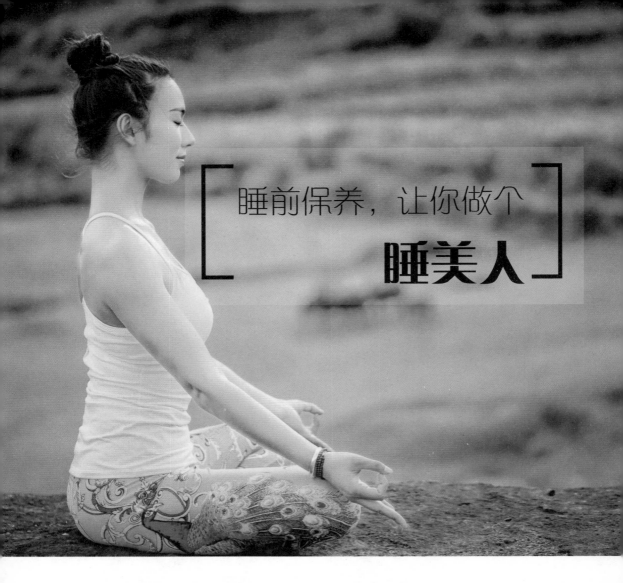

睡前保养，让你做个 睡美人

　　人们常说，女人的美丽是睡出来的。睡觉也是一种修炼，它是人类最自然最便捷的美容方式。充足和高质量的睡眠是女人变美的重要法宝。好的睡眠不仅有利于美容，更有利于我们身体的健康。不知道大家有没有这样一种感受呢，通常熬夜或者晚上没睡好的话，早晨起床后脸色就会变得黯淡无光，黑眼圈、小痘痘全都冒了出来。老话说得好，"男靠吃，女靠睡"。如今睡眠质量差已经成为女性美肤的大敌，一旦睡眠质量无法得到保障，即使是天生丽质，也无济于事。下面向大家介绍几个简单的睡前瑜伽动作，帮助大家轻松拥有香甜美梦。

下犬式

功效

除了可以舒缓子宫卵巢的紧绷和腰酸背痛之外，还可以强化子宫卵巢的功能。

1 做法

以猫式动作开始，脚尖踮地。

2 做法

双腿伸直，脚后跟踩地，双臂伸直，臀部向上提，背部和手臂在一条直线上，身体呈倒V字形。

3 做法

均匀呼吸10次后，脚后跟离地，臀部坐于脚后跟上，上半身贴于大腿，双膝弯曲，双臂向前伸直。呼气，放松。

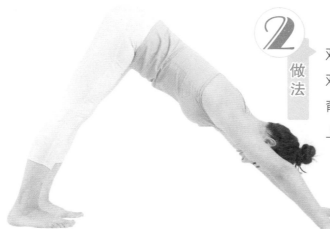

脊柱扭动式

功效

能有效拉伸腰部的肌肉，加速腰部的血液循环，使背部肌肉群更富弹性。这种体式还按摩了腹部器官，能促进消化与排泄，并使胰脏活动增强，使身体呈现健康的状态。

1 做法　坐立，脊柱挺直，双腿并拢向前伸直，双手自然放于膝盖上。

2 做法　左腿跨过右膝，左脚平放在地面上，左脚后跟收至右臀处，右手上举；吸气，后背挺直。

3 做法　呼气，上半身向左后方扭转，臀部不要离地，右手放在左臀处，左手向后撑地，保持此姿势几秒钟后，恢复至初始动作。

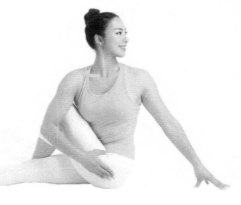

蜥蜴式

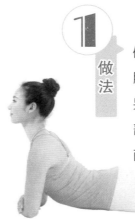

功效

舒缓背部的僵硬和紧张，消除背部多余的脂肪。还能促进脊柱的血液循环，纠正驼背，美化肩部线条。

1 做法

俯卧在地板上，吸气，手肘弯曲，左右手交叉握住另一侧手肘，双手握着肘部向前移动，手肘贴在地面上，上身向前倾。

2 做法

呼气，手肘尽量向前滑动，直到胸部贴住地面。

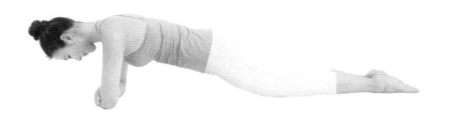

3 做法

下身上抬，臀部向上翘起，大腿与小腿垂直，背部呈直线。保持身体平衡，呼吸，保持此姿势15秒，然后放松全身，回到初始动作。

功效

充分伸展背部，放松背部肌肉，紧致后腰曲线；腰腹紧贴大腿，整个脊椎能得到伸展，有利于滋养脊柱神经。

1 做法

站立，吸气，双腿伸直并拢，双臂自然垂放于体侧。

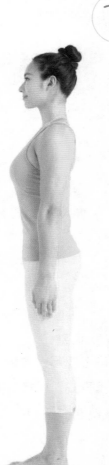

2 做法

双手高举过头顶，掌心向前。

吸气，向前弯腰，手臂带动身体向前倾，同时保持脊柱的伸展和双腿的笔直。

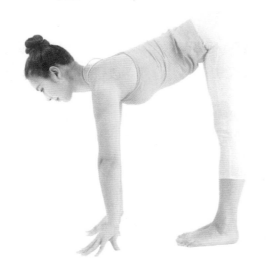

呼气，双手掌心缓缓触地于双脚两侧。脸部靠近小腿，保持数秒。

呼气，身体恢复到基本站姿。

坐广角式

可以伸展大腿内侧的肌肉，增加其柔韧度，减少腿部的脂肪堆积。臀部关节充分打开，纠正骨盆歪曲。

1 做法

坐姿，双手放在两腿上，腰背挺直，眼望前方。根据身体的柔韧度尽量打开双腿，尽量使膝盖及脚趾朝上，双手放于膝盖上。

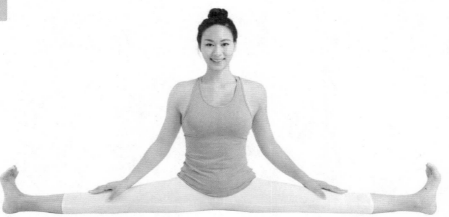

2 做法

吸气，向上举起双臂，两手掌平行相对，指尖指向天花板。

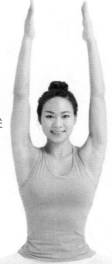

做法 **3**

在做法2的基础上，身体缓缓向前倾，手臂向前伸直。

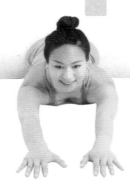

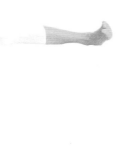

做法 **4**

一边呼气，一边由骨盆带动，将上身继续向前伸展。先是腹部，然后是胸部，最后将下颌贴在地板上。整个过程，脊柱必须保持挺直。保持这个姿势4~12次呼吸或更久，练习时以感觉放松为宜。

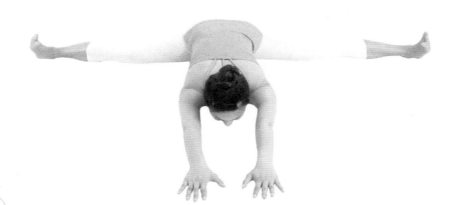

Tips

初学者可适当减少两腿之间的距离，放松大腿内侧的韧带，有拉伸的感觉就好。

全蝗虫式

按摩骨盆区域，消除腰腹部的赘肉，加强肌肉群力量。上半身在上抬离地的时候也充分拉伸了脊椎和后腰，可缓解坐骨神经痛。

1 做法　俯卧，下颌点地，双臂放于身体两侧，掌心贴地。

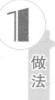

2 做法　双手于背后十指交叉握拳，离臀部约20厘米的高度。

3 做法　吸气，收缩腹肌，带动上半身、头部和双脚抬离地面，双臂尽量向后延伸，保持数秒。呼气，放松，身体慢慢回到地面，双臂打开，掌心贴地，恢复至初始姿势。

婴儿放松式

有利于强化心肺功能，缓解不良情绪，消除疲劳，提升精气神，使人的内心变得平静。

做法

金刚坐姿，腰背挺直，双手放在大腿上，眼睛平视前方，保持平稳呼吸。

Tips

孕妇或膝盖受伤的人不要练习此体式。

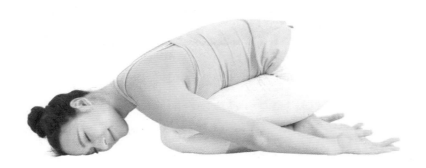

做法

深深地吸气，吸气时，上半身向前倾，使胸部和腹部贴合大腿，一侧脸颊贴在地面上。双臂自然放于身体两侧，掌心向上。保持姿势1~3分钟，放松身心，然后再重复练习。

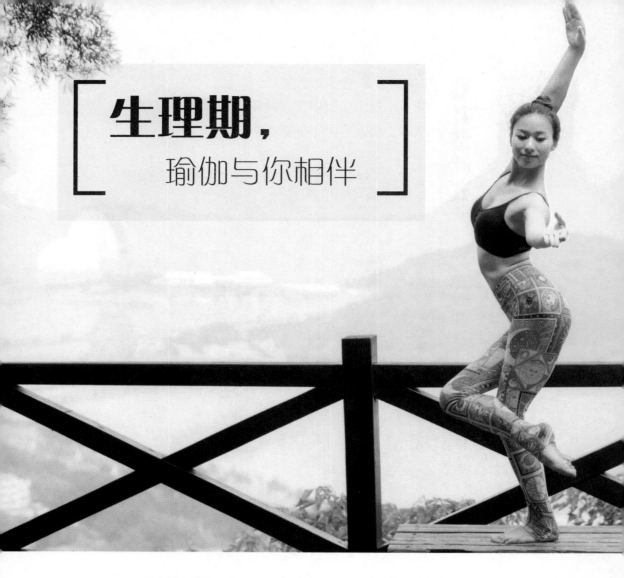

生理期，
瑜伽与你相伴

　　女孩子每个月总有特殊的那么几天，身体会出现不适，情绪也不稳定。但不容忽视的是，这个特殊时期也是女性身体排毒的绝佳时期。太激烈的运动于身心无益，那么较为轻柔舒缓的瑜伽肯定是这段时期的首选啦。选择适当的瑜伽体式，不仅能够缓解身体不适，平息情绪的波动，还可以促进血液循环、排毒养颜。在这段特殊的日子里，女孩子要好好爱惜自己，把握好每一次的生理期调整机会，争取更美更健康哦！

束角式

功效

可以缓解内分泌失调造成的痛经，束角式可以伸展到骨盆等部位，能够强化生殖器官功能，调节经期不适。

1 做法 双脚脚心相对，双手扶住脚尖，后背挺直，双膝尽量展开贴地。

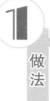

2 做法 吸气，气息提到胸部；呼气，双肘弯曲身体下沉。小臂尽量贴至地面，保持这个动作几秒，呼气放松。

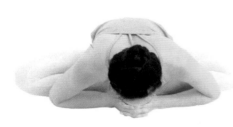

3 做法 吸气，抬起上身，呼气，双手扶住双膝，将双膝并拢，背部向上延伸，保持均匀的呼吸。

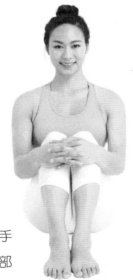

前伏式

练习前伏式动作时，可以收缩腹部肌肉，强化生理功能，预防经期失调。

1 做法

跪坐，臀部坐在脚跟上，后背挺直，双臂向两侧打开。

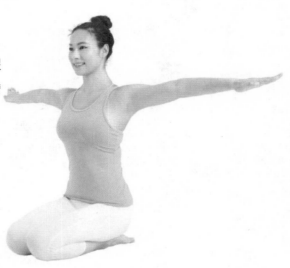

2 做法

吸气，胸部挺起；呼气，身体向下沉。双手贴在地面上，将胸腹部贴在大腿上，保持自然呼吸。

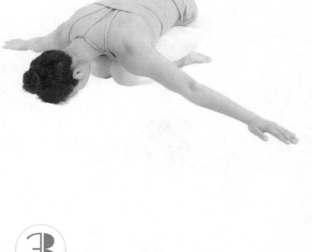

3 做法

双手向后抬起，背后合掌，双臂向上延伸并尽量向上拉。吸气，挺胸抬头；呼气，低头，自然放松。

坐角式

功效

可以缓解痛经，调节月经流量。

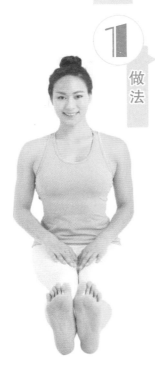

1 做法

坐立，双腿向前伸直，双手置于双膝上，腰背挺直，目视前方。

2 做法

吸气，双腿左右分开，成"一"字形，双臂自然置于身体前方。

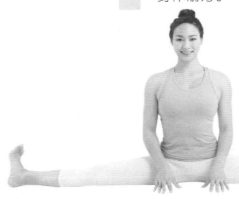

3 做法

呼气，抬头，目视前上方，上半身向前倾，用双手指尖触碰双脚脚趾。保持数秒后，身体还原至初始姿势。

卧英雄式

帮助我们缓解疲劳，缓解经期不适。伸展和强化腹部器官和骨盆区域。

1 做法

保持跪坐的姿势，双膝合拢，打开双脚，使臀部置于两只脚的中间。放松身体，进行呼吸。

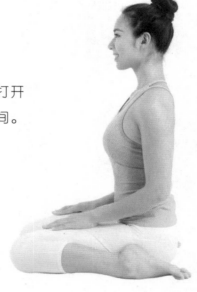

2 做法

呼气，上半身慢慢向后仰并向下躺。先将一侧肘放在地上，然后另一侧肘落地。

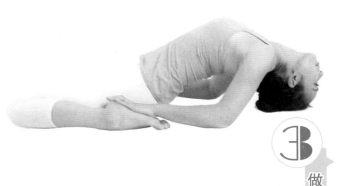

3
做法

将头顶顶住地板，拱起背部（如果头顶不能顶在地面上，可以两肘撑地）。

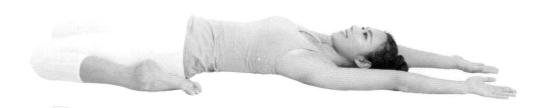

4
做法

慢慢放下背部和双臂，上身平躺。举双手，往头后伸展，保持肩胛骨着地。尽量长时间保持此姿势，深呼吸。

5
做法

两臂收回至体侧。呼气，用双肘支撑自己坐起来。

坐姿前弯式

帮助身体放松，伸展腿部后侧肌肉，锻炼背部肌群，消除背部及双腿酸痛。同时还能刺激卵巢，改善手脚冰冷。

1 做法

双腿并拢，坐在地板上，脚尖朝上，上半身挺直并向上延伸，双手自然放在身体两侧，收腹预备。

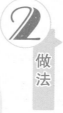

2 做法

呼气，脊椎保持延伸拉长的状态向前倾约45°，膝盖弯曲，双手扶在脚尖上。

3 做法

继续呼气，双腿伸直，身体继续往前下弯，伸展腿部后侧，保持呼吸，恢复原位，反复练习2~3次。

回望式

功效

缓解经期不适；扩展胸部，增加肺活量；伸展双臂，消除肩膀的紧张感；预防和缓解轻微的坐骨神经痛。

1 做法　坐立，双腿尽量左右分开，吸气，双臂侧平举。

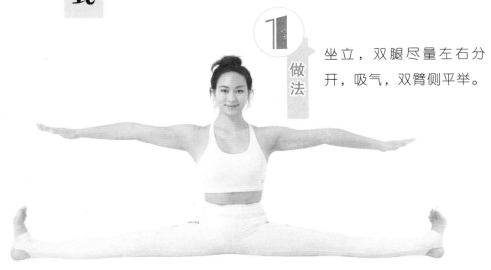

2 做法　呼气，身体略向右弯腰，左手抓住右脚脚踝，伸出右手向身后打开，保持3次呼吸，然后换另一侧练习。

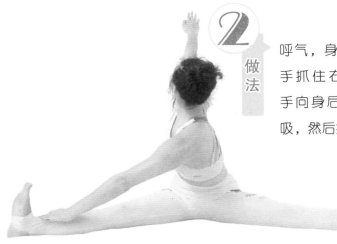

Tips

练习过程中，要在呼气时扭转，吸气时还原。如果双腿完全分开比较困难，那么根据身体情况，分开到最大极限就可以了。伸展中保持双膝不要弯曲，将注意力放在大腿内侧肌肉的拉伸上。

半蝗虫式

功效

强健双腿；按摩骨盆区域，可以调理女性月经不调；还可以放松后腰背深层肌肉，强健后腰部。

1 做法

俯卧，下颌触地，双手掌心贴地放在身体两侧。

2 做法

双手握拳，深呼吸。

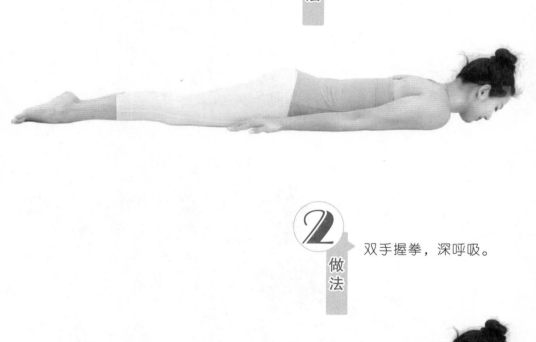

3 做法

吸气，双拳向下压，尽量把右腿抬高，左腿用力向下抵住地面以使右腿抬得更高。

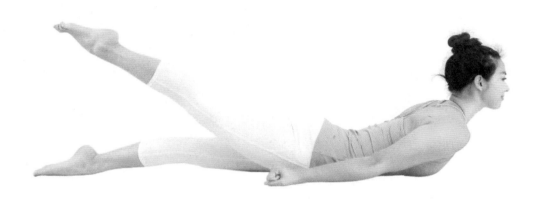

4 做法

右腿轻轻放回地面，手掌松开贴地，呼气，放松。

Tips

上举的腿部要尽量向上和向外伸展，从而充分拉伸腰部，另外一条腿要尽量收紧肌肉，从而达到更好的练习效果；此外，当一条腿抬高时，要保持另外一条腿不要离开地面。

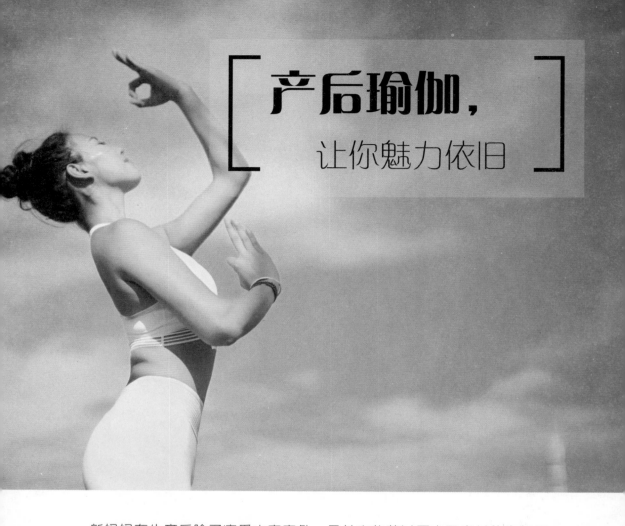

产后瑜伽，
让你魅力依旧

　　新妈妈在生产后除了疼爱小宝宝外，最关心的莫过于自己身材的恢复了。是呀，谁不想做一位美丽的妈妈呢？面对产后出现的身材走样、肥胖等问题，很多妈妈都会陷入困惑和无助的境地，如何外练形体、内调气血，恢复产前的窈窕身材，成为产后魅力女人呢？除了在饮食方面注意外，新妈妈们还可以做些简单有效的瑜伽动作。练习瑜伽可以消耗脂肪，提高新陈代谢，促进毒素排出；瑜伽还可以使手臂、肩膀、腹部、背部、臀部等肌肉更加紧致，线条流畅。瑜伽呼吸及体式配合能辅助收缩产后松弛的产道肌肉，保持生殖器官富有弹性。瑜伽呼吸及冥想还可以让新妈妈注意力集中、心态平和，降低患上产后忧郁症的风险。下面5式有助于产后身材恢复的瑜伽动作，新妈妈们赶快学起来吧！

犁式

让血液流向颈部、面部，使面色更加红润，富有光泽。同时还能滋养神经系统，放松脊椎及周围肌肉群，刺激腺体，促进新陈代谢。

1 做法

仰卧，双手放于体侧。

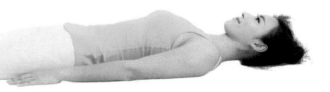

2 做法

吸气，手臂伸直，掌心向下，双腿抬高与地面垂直。

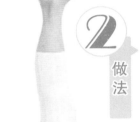

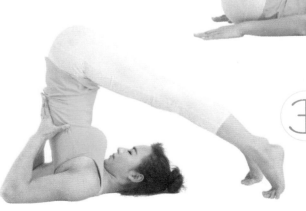

3 做法

呼气，臀部向上抬高，双腿伸直，脚尖在头顶上方触地，双手支撑腰部，保持自然呼吸。

牛面式

减少大腿赘肉，雕塑臀部旁侧流畅线条。还可以缓解因孕期长时间不运动引起的肩背僵硬症状。

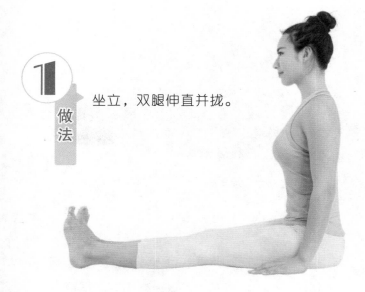

1 做法

坐立，双腿伸直并拢。

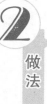

2 做法

右腿弯曲，跨过左大腿将右脚放在左臀部外侧，左手扶住右脚。

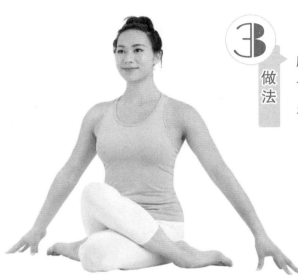

3
做法

屈左膝，左膝盖放在右膝下方，双膝相叠，双手撑于体侧。

4
做法

吸气，右臂伸直向上，左臂平举。双手在体后相扣。保持均匀呼吸，换另一侧练习。

Tips

练习时间为产后1～3个月，根据自身实际情况来完成，不要过于用力。

蜥蜴式

可以帮助子宫恢复到正常位置，缓解女性妇科疾病，如盆腔炎等。

做法

俯卧，双腿伸直，额头触地，双手放于面部两侧，掌心向下。

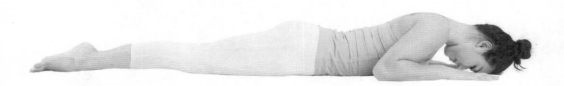

做法

吸气，臀上翘，腰下塌，头向上抬起，大小手臂呈垂直状态，保持均匀呼吸。

3

做法

吸气，抬起小腿，脚后跟
向臀部收紧，保持3~5
次均匀呼吸。

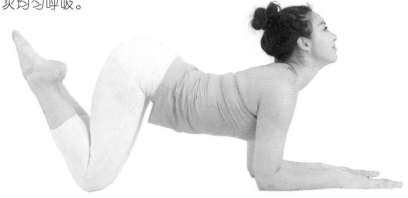

4

做法

呼气，缓慢放低身体，放
下双脚，还原俯卧姿势，
脸朝向一边稍作休息。

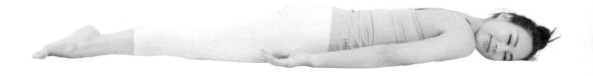

Tips

患有严重腰椎间盘突出、腰肌劳损的人群，练习时要注意适度。

虎式

使腿部线条变得修长，提升臀部线条。

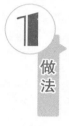

1 做法

跪地，呈四脚板凳式，双手分开一肩宽，手臂、大腿垂直于地面。

2 做法

臀部收紧，左腿向后伸直，绷直脚背。